消化内镜

科普手册

李茜　张蔓
贾丹　胡仁伟/主编

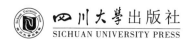

四川大学出版社
SICHUAN UNIVERSITY PRESS

项目策划：张　澄
责任编辑：张　澄
责任校对：王　锋
封面设计：墨创文化
责任印制：王　炜

图书在版编目（CIP）数据

消化内镜科普手册 / 李茜等主编. 一 成都：四川
大学出版社，2022.6
ISBN 978-7-5690-5465-1

Ⅰ．①消… Ⅱ．①李… Ⅲ．①消化系统疾病－内窥镜
检－手册 Ⅳ．① R570.4-62

中国版本图书馆 CIP 数据核字（2022）第 081412 号

书　名	消化内镜科普手册
	XIAOHUA NEIJING KEPU SHOUCE
主　编	李　茜　张　蔓　贾　丹　胡仁伟
出　版	四川大学出版社
地　址	成都市一环路南一段 24 号（610065）
发　行	四川大学出版社
书　号	ISBN 978-7-5690-5465-1
印前制作	四川胜翔数码印务设计有限公司
印　刷	四川盛图彩色印刷有限公司
成品尺寸	148mm×210mm
印　张	5.5
字　数	130 千字
版　次	2022 年 6 月第 1 版
印　次	2022 年 6 月第 1 次印刷
定　价	38.00 元

◆ 读者邮购本书，请与本社发行科联系。
　电话：(028)85408408/(028)85401670/
　(028)86408023　邮政编码：610065
◆ 本社图书如有印装质量问题，请寄回出版社调换。
◆ 网址：http://press.scu.edu.cn

四川大学出版社
微信公众号

《消化内镜科普手册》编委会

四川大学商学院

王玉娇

北京大学第三医院

张秋露

绘　图

黄莉莎　刘心露

秘　书

陈　泟

目 录

第一部分　消化内镜与消化系统结构······001

第一章　消化内镜概述······001

第二章　胃　镜······006

第三章　十二指肠镜······017

第四章　胶囊内镜······023

第五章　结肠镜······029

第二部分　消化内镜与消化系统疾病······038

第一章　胃食管反流病······038

第二章　食管癌······049

第三章　贲门失弛缓症······062

第四章　胃、十二指肠溃疡······069

第五章　胃　癌······082

第六章　胆总管结石······089

第七章　克罗恩病……104

第八章　溃疡性结肠炎……112

第九章　结直肠息肉……121

第十章　结直肠癌……130

第三部分　问　答……142

第一部分　消化内镜与消化系统结构

第一章　消化内镜概述

一、消化内镜的定义

消化道是一条始于口腔、终于肛管的肌性管道，具体包括口腔、咽、食管、胃、小肠、结肠和肛管等，主体位于腹部。消化道是容纳、消化和吸收食物的主要场所，碳水化合物、水和无机盐可以直接被吸收，蛋白质和脂肪需要在消化道中进一步分解后才能被机体吸收，未被利用的食物残渣以粪便的形式经肛管排出体外。

用于检查、治疗消化道疾病的内镜称作消化内镜。一种方式是将一根装有摄像头的管道经口腔或肛门探入人体消化道，从而帮助医生更好地了解患者消化道的情况，临床上称之为管道内镜（图1-1）检查。另一种方式是使用一次性的胶囊内镜，这是一种形似胶囊的消化内镜，就像一部小型摄像机，不需要插管，患者在做检查时只需要吞服这种胶囊即可成像，然后再自然排出。

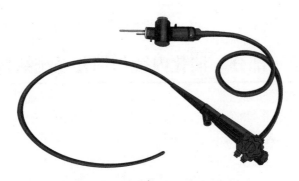

图1-1 管道内镜示意图

二、消化内镜的结构和工作原理

不同发展阶段、不同种类的消化内镜在结构和工作原理上略有差异，以管道内镜为例，大体上可以分为两个部分：①探入患者体内的装置——电子内镜。②获取、处理图像的设备——观测系统。管道内镜的工作原理就是将小型摄像头通过管道探入患者的消化道，得到关于消化道的图像，随着摄像头的移动，医生可以直接动态观察消化道内的病变。

三、消化内镜的功能

医生利用消化内镜得到消化道的图像，了解消化道的形态变化，包括消化道表面的黏膜是否完整，是否有出血、溃疡、隆起，以及黏膜下方的血管分布等，进而发现消化道内的病变。

随着消化内镜与其他技术的结合，消化内镜检查的应用范围越来越广泛，在诊断微小肿瘤、判断肿瘤的浸润范围和转移情况、了解消化道的狭窄程度中都大显身手，甚至对于不属于消化道的肝、胆、胰等脏器，消化内镜也可以用来帮助诊断疾病。同时，消化内镜可以观察的视野范围也越来越大，视野盲区越来越小。以胶囊内镜为例，目前存在一种磁控胶囊内镜，医生可以控制胶囊内镜在胃肠道内的走向，到达管道内镜不能到达的死角，以此来扩大检查范围。位于腹部的小肠弯曲缠绕，管道内镜常难以伸入，即使伸入，能观察的范围也有一定限制，而胶囊内镜体积小、灵活性高，恰好弥补了管道内镜的不足，对小肠疾病的诊断价值较大。

另外，随着消化内镜技术的不断进步，消化内镜的结构越来越复杂、越来越精细，功能也越来越强大。通过消化内镜，医生不仅可以直接观察消化道的形态变化，了解深层次的病灶，还可以在消化内镜下实现对某些疾病的治疗。

四、消化内镜治疗疾病的机制

消化内镜为医生提供消化道的图像，通过消化内镜医生可以动态观察患者消化道内的病变，因此，消化内镜就好比医生的另一双"眼睛"，在疾病治疗中，尤其是对消化道内的病变，这双"眼睛"能够帮助医生实现许多疾病的微创治疗。

（1）切除病变：在消化内镜下，可以实现某些病变部位的切除，具体的操作视病变所在的位置而定。如果病变仅限于最浅层的黏膜层和黏膜下层，则可以直接切除或剥离病变部位的黏膜；如果病变在较深一层的黏膜下层和肌层，则可以直接挖除或切除病变的所在层次。值得一提的是，对于某些病变，消化内镜手术可以达到和外科手术一样的治疗效果，根除疾病。并且，消化内镜手术还有自己的优势：创伤小、患者恢复快。

（2）止血：在消化内镜下，可以采取化学方法达到迅速止血的目的，比如在较小的出血点局部喷洒凝血剂和血管收缩剂；也可以采取物理方法，如用止血夹夹闭出血点；还可以向出血点和附近黏膜处注射特定药物，这种方法可以有效治疗食管静脉曲张破裂引起的大出血。

以上是消化内镜主要的两种治疗疾病的机制。除此之外，在消化内镜下，医生可以通过放置金属支架、采用水囊或探条等扩张消化道的狭窄处；取出误入食管、胃和肠道的异物；与激光器结合来粉碎消化道内的结石；切除息肉等。消化内镜最大的优点就在于它能够伸入消化道深处提供放大的图像和清晰的视野，通过一些消化内镜的附件，医生可以进行精细的操作，避免了患者在普通的外科手术中的大面积开胸、开腹。

五、消化内镜的分类

消化内镜的分类标准有很多，按照其检查的部位划分，消化内镜可以分为食管镜、胃镜、十二指肠镜、结肠镜和胆道镜等。胶囊内镜比较特殊，因其体积小，主要用于小肠疾病检查，但不适用于结直肠癌检查。上述几种消化内镜将在下面章节中具体介绍。

六、消化内镜检查的禁忌证

虽然消化内镜的功能很强大，但是也并非每个人都能进行消化内镜检查。首先，有休克、急性心肌梗死、腹膜炎、急性穿孔、暴发性结肠炎等症状的人群绝对不能进行消化内镜检查；其次，如果患者无法配合操作或已经处于昏迷状态，也不适宜进行消化内镜检查。

七、消化内镜检查前的准备

每位做消化内镜检查的患者都希望消化内镜能够检查得越全面越好，医生的操作规范和专业性是重要因素，但检查前的准备也不可忽视。

（1）禁食、禁饮：禁食和禁饮是消化内镜检查的常规准备，患者在检查前的6～8小时不宜进食固体，检查前的2～4小时不宜饮入液体。

（2）肠道准备：肠道准备方案较多。其中一种方案是患者流质饮食24～48小时，然后服用缓泻剂，按需导泻洗肠。洗肠时通常会让患者服用肠清洁制剂，制剂容积一般在2～4L。这些制剂并不会一次性全部让患者口服，而是以分剂量的方式给药，检查前一天提供一半的剂量，检查当天再提供一半的剂量。现已证明肠道导泻可以改善检查质量和提高腺瘤检出率。有的患者不能耐受上述的肠道准备工作，医生这时可以使用柠檬酸镁、聚乙二醇、乳果糖等。有时磷酸盐制剂或清水也会被用来导泻洗肠，但肾功能不全人群慎用磷酸盐制剂。

（3）其他准备：如果医生在消化内镜下需取部分活体组织送检，长期服用抗凝药物的患者需要在术前停用抗凝药物一段时间，如服用华法林、阿司匹林、氯吡格雷者，需停药5～7天。某些绿色蔬菜与铁剂相互作用后会形成黏性残渣，肠道准备中很难清除这些黏性残渣，从而影响消化内镜观察的视野和清晰度，所以检查前的4～5天患者需要停用含铁剂药物。

第二章 胃 镜

一、胃的解剖结构和功能

胃是我们身体重要的消化器官，它向上与食管相接，向下延续与十二指肠相接，是消化管膨大的部分。在消化过程中，它可以容纳和搅拌食物，并且可以分泌胃液消化食物。

胃大致处于我们腹部的左上部分，其具体位置会因为我们的性别、体型、年龄、健康状况等情况的不同而不同。它向上与食管相接的部分叫贲门，向下与十二指肠相接的部分叫幽门。

胃上缘的凹陷部分叫作胃小弯，下缘凸起部分叫作胃大弯。胃的解剖示意图见图1-2。

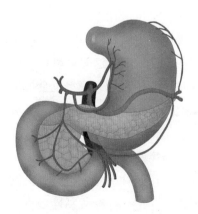

图1-2 胃的解剖示意图

胃的主要功能是储存和初步消化食物。食物进入胃后，在胃的运动和胃液的作用下进行机械性消化和化学性消化。在这一过程中，食物被胃液水解和胃运动研磨，形成类似于稀粥样的食糜，食糜在胃的运动下通过幽门，进入十二指肠，进行进一步的消化。胃的功能示意图见图1-3。

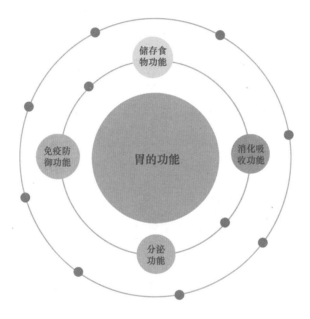

图1-3 胃的功能示意图

二、胃镜的检查方法

1. 如何进行胃镜检查

在患者已经麻醉的情况下，医生将胃镜从患者的口腔插入，依次经过咽、食管、胃向下（咽喉部解剖示意图见图1-4），直至十二指肠的球部和降段。然后医生将胃镜从十二指肠降段处缓慢退回，这一操作称为退镜。医生在退镜过程中，可以按照顺序直接全面地观察上消化道（即口腔、咽、食管、胃和十二指肠降段）的生理情况。胃镜检查示意图见图1-5，胃镜检查顺序示意图见图1-6。

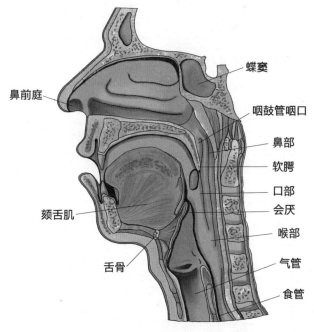

图1-4　咽喉部解剖示意图

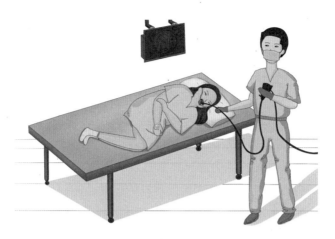

图1-5　胃镜检查示意图

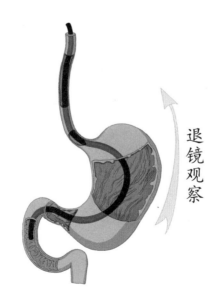

退镜观察

图1-6　胃镜检查顺序示意图

2. 胃镜检查能做些什么

（1）观察上消化道内壁肉眼可见的病变：在胃镜的帮助下，医生通过肉眼可以直接观察患者的上消化道，特别是胃部黏膜表面的情况，明确这些部位是否有炎症、溃疡、糜烂等病灶。

（2）对病变组织进行病理活检：医生可以在胃镜检查中使用活钳钳取少量病变组织进行病理活检，明确病变的性质。

（3）观察胃的运动情况：通过观察幽门的开闭情况和胃的收缩蠕动情况，可以粗略评估患者胃的运动功能。

（4）检查伤口愈合情况：对于上消化道进行过手术的患者，胃镜检查可以观察手术后伤口的愈合情况、病灶肿瘤复发情况和吻合口有无狭窄等情况。

3. 胃镜检查中常见的病变

胃镜检查中的病变主要有：①贲门开闭情况异常造成的胃酸反流或者幽门开闭情况异常造成的梗阻。②上消化道的溃疡、充血、糜烂、静脉曲张、息肉、恶性肿瘤等病变。③上消化道出血。

胃镜可以检查的疾病具体见图1-7。

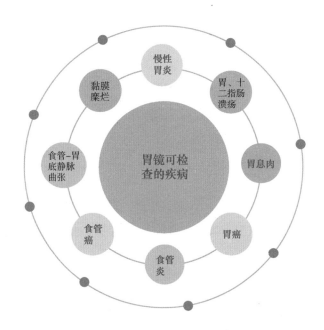

图1-7　胃镜可检查的疾病

三、胃镜检查的适应证与禁忌证

1. 适应证

任何检查都有其适应证，一般情况下，只有患者出现了某些特定的症状，医生才会建议其进行相应检查。胃镜检查也是如此，一般出现以下四类症状的患者较为适合进行此检查：①出现腹痛、腹胀、胃酸反流和食量减少等症状且未查明原因的患者。②胸骨后有疼痛感或烧灼感，但是经心内科检查无异常情况的患者。③吞咽有困难，并且进食时有梗阻感或经常呕吐的患者。④上消化道进行过内镜微创手术或外科手术，需要复查的患者。

2. 禁忌证

与适应证相对，任何检查也有其禁忌证，胃镜检查的禁忌证大致有以下四种：①对有严重的心肺疾病或者心肺功能极度衰竭无法承受胃镜检查的患者进行胃镜检查，可能会导致呼吸抑制、心搏骤停等极端情况发生。②有腐蚀性食管炎、胃肠穿孔或处于胃炎急性期的患者，若此类患者进行胃镜检查，可能会导致伤口或病变的加深加重。③有严重高血压的患者。④有严重的脊柱成角畸形或胸肺部有疾病的患者，如患有胸主动脉瘤的患者，胃镜检查的刺激可能引起胸主动脉瘤破裂；脊柱成角畸形的患者，胃镜检查可能压迫气管和刺激心脏，引起呼吸抑制、心搏骤停。

四、胃镜检查前的准备和注意事项

1. 胃镜检查前需要准备什么

（1）身体准备：患者应在胃镜检查前6小时开始禁食，在胃镜检查前4小时开始禁水，保证检查时身体处于空腹状态。若患者有胃潴留情况（即胃内食物不能及时排空），则应延长禁食和禁水的时间，或者在胃镜检查前洗胃，便于医生观察胃内情况。进行过钡餐检查的患者应在钡餐检查后至少3天再进行胃镜检查，以免影响胃镜视野。

（2）病史准备：进行胃镜检查时，应携带病历、化验单和以往的检查报告，以便医生更好地了解患者病情。

2. 胃镜检查有哪些注意事项

（1）避免热食：在进行胃镜检查时，如果医生取出患者消化道部分组织进行病理活检，请患者在3天内尽量食用温度在30℃～40℃的半流质食物，避免较热、较硬或刺激性食物对胃黏膜造成损伤。

（2）控制咳嗽：在检查结束后的短时间内，由于麻醉作用尚未完全消除，患者喉部可能会有异物感，且多半会引发咳嗽反射，若出现此情况，请不要用力咳嗽，否则可能会损伤咽喉部的黏膜。短时间内也不要进水、进食，以免发生呛咳或者误吸。

（3）消除紧张情绪：在胃镜检查中为了更清晰直观地观察胃部情况，医生在检查时可能会向消化道注入有色液体或者气体。检查后有色液体可随尿液或粪便排出体外，此时的尿液或粪便会有着色情况，而气体则会使个别患者产生腹痛、腹胀的症状，但上述两种症状都可在短时间内消失，患者无须紧张。

胃镜检查前后注意事项见图1-8。

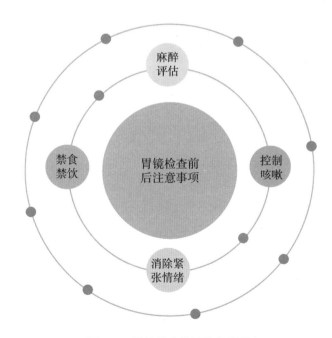

图1-8 胃镜检查前后注意事项

五、胃镜检查存在哪些风险

（1）在胃镜的插入过程中，如果患者不耐受，可能会有恶心、呕吐的症状。同时，胃镜在消化道中出入，也可能会对患者上消化道黏膜造成损伤。

（2）胃镜检查过程中，若医生需要取消化道部分组织进行病理活检，则有可能会引起消化道少量出血，一般可自行止血。

（3）如果患者本身患有胃溃疡或食管静脉曲张等疾病，胃镜检查可能会使原有的这些疾病加重，如导致溃疡穿孔或出血、食管静脉破裂出血等。

（4）无痛胃镜检查前需要对患者进行全身麻醉，若麻醉不当，患者有出现呼吸抑制、体温变化、心律失常、药物过敏的风险。

六、胃镜检查报告常见内容

1. 溃疡和炎症

因为胃镜检查可以直观地观察上消化道内壁的情况，所以食管溃疡、胃溃疡、十二指肠溃疡、食管炎、萎缩性胃炎和十二指肠炎症都可能在胃镜检查报告中体现。

2. 上消化道出血

对于原因不明的上消化道出血，胃镜检查可以查明出血部位及出血原因。

3. 上消化道息肉性病变

息肉性病变属于增生性病变，即上消化道某些部位的组织增生长出肉眼可见的隆起性病变，这些病变在胃镜检查报告中可以直接体现。

4. 上消化道肿瘤及其癌前病变

在胃镜检查的帮助下，医生可以明确患者肿瘤的具体情况，制订相应的治疗方案。对于早期肿瘤或者癌前病变，胃镜检查可以实现早发现、早诊断、早治疗，有利于患者的康复。

部分疾病胃镜下表现见图1-9～图1-13。

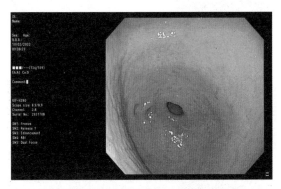

图1-9　慢性非萎缩性胃炎胃镜下表现1

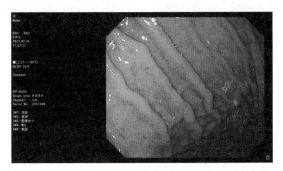

图1-10　慢性非萎缩性胃炎胃镜下表现2

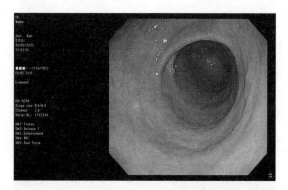

图1-11　慢性萎缩性胃炎胃镜下表现

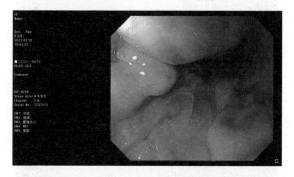

图1-12　食管-胃底静脉曲张胃镜下表现

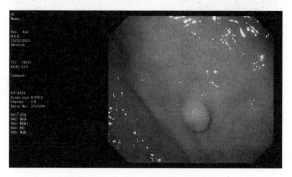

图1-13　胃息肉胃镜下表现

第三章 十二指肠镜

一、十二指肠的解剖结构和功能

1. 十二指肠的解剖结构

十二指肠是连接幽门和空肠的器官，是小肠中长度最短、管径最大的部分。根据它的走向可以将它分为上部、降部、水平部和升部。上部连接幽门，向右后上方走行。上部末端与降部相连，降部有十二指肠纵襞和十二指肠大乳头等结构。降部向左转折，移行为水平部。升部最短，起自水平部末端，往后续为空肠。十二指肠解剖示意图见图1-14。

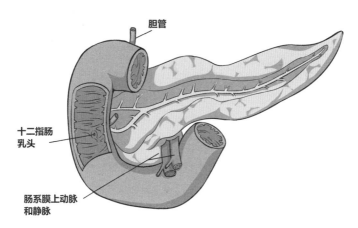

图1-14 十二指肠解剖示意图

2. 十二指肠的功能

十二指肠既能接受胃液，又可接受胰液和胆汁。食物首先通过胃部的处理，然后经幽门进入十二指肠。食物在小肠中的大部分消化过程都在十二指肠进行。因此，十二指肠是消化系统中十分重要的器官。十二指肠、小肠的功能见图1-15。

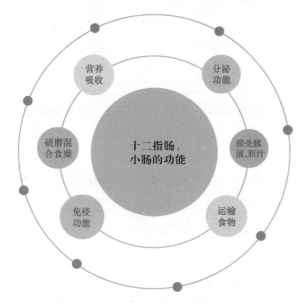

图1-15　十二指肠、小肠的功能

二、十二指肠镜的检查方法

1. 十二指肠镜如何进镜

十二指肠镜从患者的口腔进入食管，经胃到达十二指肠降部。

在十二指肠镜检查时患者保持全身麻醉状态，在十二指肠镜不断深入的同时，医生可以观察上消化道的情况。当十二指肠镜到达十二指肠降部时，就可以对十二指肠的生理状况进行细致检查。

2. 医生可以通过十二指肠镜观察到什么

十二指肠镜依据视野角度可视为一种侧视镜，可以正面观察十二指肠乳头，因此十二指肠镜主要用于胰胆管检查。医生主要观察十二指肠黏膜表面、十二指肠乳头等部位是否存在病灶，并可进行病理活检以明确病变性质，但由于十二指肠镜为侧视镜，所以对于食管的观察效果不甚理想。此外，超声内镜结合十二指肠镜可辅助诊断胰腺疾病（图1-16）。

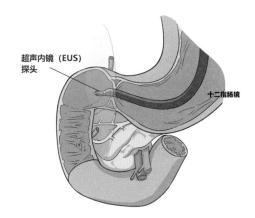

图1-16　超声内镜结合十二指肠镜在胰腺疾病诊断中的应用

3. 常见局限

（1）上消化道狭窄或梗阻可导致进镜困难或无法进镜。

（2）侧视视野受限，可能遗漏部分病变。

三、十二指肠镜检查的适应证与禁忌证

1. 适应证

（1）十二指肠的各种病变，如憩室、炎症、增生、溃疡等。憩室的常见临床表现有上腹部饱胀、嗳气、隐痛、恶心、呕吐等，若憩室压迫胆总管或胰腺管开口，则可能引起胆管炎、黄疸等症状。憩室的并发症常为憩室炎、憩室出血、憩室穿孔、十二指肠梗阻和胰胆管梗阻。

（2）胰管结石、胆管结石、胆管狭窄以及胰胆管肿瘤等疾病。结石的症状主要为腹痛，胰管结石患者会出现体重明显减轻、高血糖、脂肪泻等症状；胆管结石患者会出现发热、黄疸等症状。胆管狭窄患者常出现腹痛、发热，并伴有间歇性黄疸，可应用逆行胰胆管造影术辅助诊断，发病早期可通过抗生素治疗，但通过手术切除狭窄的病变组织是首选的治疗方法。胰胆管肿瘤可以通过CT检查、磁共振成像检查、超声检查等方法来诊断，如果需要明确的诊断结果，则需要进行病理活检。

（3）慢性胰腺炎或者复发性胰腺炎缓解期。临床表现主要为腹痛、腹胀，腹痛时常伴有恶心与呕吐，检查方法主要为血常规检查和影像学检查。

（4）在十二指肠镜下进行微创手术，如用于治疗十二指肠乳头溃疡出血或取出结石。十二指肠镜经口腔、食管、胃到十二指肠乳头进行操作，可以极大限度地减少对患者身体造成的创伤，对机体的生理环境干预很小，也不会造成器官形态的改变。因为是微创手术，所以伤口可以在较短的时间内愈合，不会对正常生活造成很大的影响。

2. 禁忌证

（1）消化道穿孔、严重肠炎、腐蚀性食管炎、胃炎急性期等有出血、穿孔风险者。这类患者进行十二指肠镜检查，可能会使病变部位进一步受到创伤，进而加重病情。

（2）上消化道狭窄导致十二指肠镜无法抵达十二指肠降部

者。上消化道狭窄会阻碍十二指肠镜的进入，因此难以进行十二指肠镜检查。

（3）严重的心肺疾病患者以及肾、肝衰竭不能耐受检查者。严重心肺疾病包括严重的心律失常、心力衰竭、心肌梗死活动期、严重呼吸功能不全、哮喘发作期等。

（4）严重脊柱成角畸形者或孕妇。严重的脊柱成角畸形会损伤神经功能、呼吸功能、消化功能，应避免进行十二指肠镜检查，以防对身体造成二次损伤。全身麻醉会对胎儿有所影响，且十二指肠镜检查可能会引起孕妇精神紧张，有可能引起流产。

（5）高血压未得到有效控制者。十二指肠镜检查时患者可能会精神紧张、情绪波动，导致血压升高，对身体造成损伤。

（6）精神疾病患者或精神状态不稳定不能配合检查者。十二指肠镜检查有可能引起患者过度紧张，加重病情，影响其精神状态。

四、十二指肠镜检查前的准备和注意事项

1. 十二指肠镜检查前需要准备什么

（1）身体准备：应在检查前禁食6小时、禁水2小时及以上。需造影者要提前进行碘过敏试验。

（2）心理准备：十二指肠镜检查时患者保持全身麻醉状态，此时可能会发生一些并发症，如出血、穿孔、药物过敏等，但可能性较小。

（3）病史准备：准备好病历、化验单、既往检查报告。有青光眼或前列腺肥大者需要提前告知医生。

（4）其他准备：充分了解十二指肠镜检查后，签署知情同

意书。听从医护人员安排，积极配合其工作。

2. 十二指肠镜检查有哪些注意事项

（1）十二指肠镜检查前应做好心理准备，过程中保持良好的心理状态。应避免在检查时情绪过于紧张，紧张的情绪会导致肌肉收缩痉挛，不利于十二指肠镜的插入，还会引起个人不必要的痛苦。

（2）十二指肠镜检查结束之后，需要间隔2~4小时才能够进食，食物应该以温度30℃~40℃的流质或半流质为主，不要进食较热或硬质的食物，避免对消化道黏膜造成损伤。

（3）十二指肠镜检查后咽喉部会有异物感，引起不适，但是会很快缓解，如果不适感过于强烈，需要去医院就诊。有的患者在检查结束后会有咳嗽反射，为保护咽部黏膜，此时不要用力咳嗽。

五、十二指肠镜检查存在哪些风险

（1）检查需经口腔插入十二指肠镜，偶尔会造成下颌关节脱位。同时，由于十二指肠镜在上消化道中出入，偶尔也可能引起贲门撕裂，食管、胃、十二指肠穿孔等并发症。若不慎发生食管、胃、十二指肠穿孔，需要立即进行手术治疗。

（2）检查时可能需要进行病理活检，会引起消化道出血，如果出血量过多，需要立即进行手术治疗。若其他因素导致消化道出血过多或更严重的情况，如应激性溃疡合并出血、食管–胃底静脉曲张破裂大出血等导致的休克或窒息，也要立即行外科手术治疗。

（3）检查后可能发生急性胰腺炎，胃肠道、胆管、腹腔等部位可能发生感染，原有的疾病症状加重，重要脏器（如心、肝、肺等）被损伤。

（4）检查中可能损伤胰胆管，检查后也可能造成胰胆管瘘。

（5）因现在大多数十二指肠镜检查为无痛检查，所以存在麻醉风险，如药物过敏等。

第四章　胶囊内镜

长久以来，由于传统消化内镜的局限性，医生往往很难检查小肠，所以小肠疾病一直是消化系统疾病临床诊断的盲区，胶囊内镜的问世弥补了传统消化内镜的不足。胶囊内镜主要用于观察小肠病变，适用于传统消化内镜诊断不明的消化系统疾病检查。

一、小肠的解剖结构和功能

小肠（Small intestine）位于腹中，上端接幽门与胃相通，下端与大肠相连。一般根据形态和结构变化分为三段，分别为十二指肠（Duodenum）、空肠（Jejunum）和回肠（Ileum）。小肠是消化管中最长的部分，人的小肠长约4m，食物在小肠内停留的时间较长，一般是3～8小时，这提供了充分的吸收时间。食物经过小肠的消化作用，可被分解成可吸收的小分子物质。小肠的解剖示意图见图1-17。

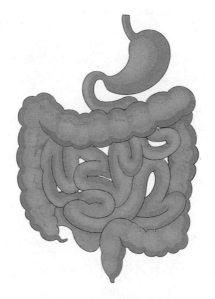

图1-17　小肠的解剖示意图

二、胶囊内镜的概述

顾名思义，胶囊内镜可以视作一颗可以拍照的胶囊，包括拍照设备和一个很轻便的、用来接收图像的数据记录仪。检查时，患者像吃药一样把胶囊内镜吞下去即可，检查完成后胶囊内镜随粪便自行排出。胶囊内镜每人一颗，不循环使用，干净卫生。胶囊内镜检查所见如图1-18。

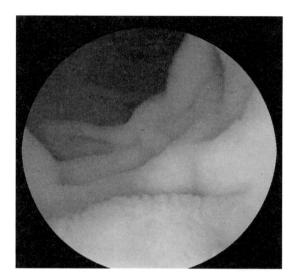

图1-18　胶囊内镜检查所见

三、胶囊内镜的检查方法

（1）胶囊内镜的进镜方法：从外表看，它与普通胶囊药物区别不大，但它是一台微型摄像机，用于观察人体肠胃和食管部位的健康状况。把胶囊内镜吞服后，它随胃肠肌肉运动顺着消化道向前移动，拍摄图像，再把图像传至患者系于腰间的数据记录仪。几小时后，医生把胶囊内镜拍摄的图像下载至电脑，胶囊内镜在24小时内自动排出体外。使用胶囊内镜时，患者可正常生活。胶囊内镜移动顺序示意图见图1-19。

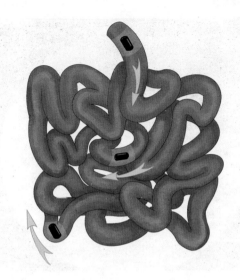

图1-19　胶囊内镜移动顺序示意图

（2）胶囊内镜的检查流程：

1）检查前身体准备。检查前一天流质无渣饮食、禁烟，20时开始禁食直至吞服胶囊内镜，之后口服甘露醇或聚乙二醇电解质溶液及饮水，彻底清洁肠道，清洁结束后口服去泡剂（二甲硅油或西甲硅油）。

2）吞服胶囊。穿戴数据记录仪（完全无创），患者信息输入后，饮用少量清水吞服胶囊内镜。胶囊内镜进入消化道后，自动拍摄高清图片传至数据记录仪，此过程需6～12小时，患者此时可回病房或者回家，其间可正常生活。

3）胶囊内镜工作结束。患者交回数据记录仪，胶囊内镜通过肠道自行排出体外，无须回收。医生阅片，出报告单。

（3）常见的异常：胶囊内镜能够拍摄患者消化道各个部分的影像，主要观察小肠内情况，包括溃疡、肿瘤、肠黏膜息肉等。常见的异常有：①肠内息肉和肠内出血。②肠梗阻。

四、胶囊内镜检查的适应证及禁忌证

1. 适应证

（1）不明原因消化道出血，经传统消化内镜多次检查无阳性发现者。

（2）不明原因贫血者。

（3）不明原因慢性腹痛、腹泻、腹胀、消化不良、消瘦者。

（4）临床疑为炎症性肠病、肠结核、小肠肿瘤及其他检查提示小肠影像学异常者。

（5）药物相关性胃肠道黏膜损伤者。

（6）不耐受、不接受传统消化内镜检查者。

（7）常规体检人群，尤其是40岁以上体检者。

2. 禁忌证

（1）绝对禁忌证：无手术条件或拒绝接受任何腹部手术者。

（2）相对禁忌证：①已知或怀疑胃肠道梗阻、狭窄及瘘管者。②心脏起搏器或其他电子仪器植入者。③吞咽障碍者。④孕妇。

五、胶囊内镜检查前的准备和注意事项

1. 胶囊内镜检查前需要准备什么

（1）心理准备：胶囊内镜与传统消化内镜不同，只需吞下

即可，大多无不适，不需要过分紧张。

（2）身体准备：检查前一天流质无渣饮食、禁烟，20时开始禁食并口服甘露醇或聚乙二醇电解质溶液及饮水，彻底清洁肠道，清洁结束后口服去泡剂（二甲硅油或西甲硅油）。

（3）病史准备：随身携带病历、化验单、既往检查报告等，便于医生了解病情。

（4）签署知情同意书：在充分理解胶囊内镜检查的相关情况及可能出现的并发症的情况下，签署知情同意书。

2. 胶囊内镜检查有哪些注意事项

吞服胶囊内镜时避免用牙咬损坏胶囊。妥善穿戴数据记录仪。吞服胶囊后至少2小时不能进食、进水，5小时后可以吃少量简餐，但需记录用餐时间及用餐量。整个检查过程持续6~8小时，在此期间患者可自由走动，但要避免高强度的活动，避免过多的弯腰屈体，且不要自行移动数据记录仪。检查过程中不能接近强力电磁源区域（如无线电台等），以避免电波干扰而丢失图像。服用胶囊内镜后如出现腹痛、恶心、呕吐等症状，须立即与医生联系。检查开始的前6小时关注数据记录仪上的指示灯情况，如有异常，记录下当时时间并通知医生。对于植入电子仪器者，如植入心脏起搏器、除颤器等的患者，如确实认为技术上无相互干扰可能，那么可以在心电监护下进行胶囊内镜检查。在胶囊内镜排出体外前，不能进行磁共振成像检查。

六、胶囊内镜检查存在哪些风险

胶囊内镜检查过程中的风险最常见的是胶囊内镜滞留于肠道内。可能的原因有三种：①患者肠道里有憩室，胶囊内镜掉到憩室里。②患者肠道有病变，导致胶囊内镜排不出来。③患者肠道蠕动缓慢，导致胶囊内镜排不出来。

七、胶囊内镜检查的好处

胶囊内镜检查的好处有：①检查全程精确，无痛苦、无感染，一般无须留观、无须住院，可自由走动。②检查设备简单，可轻松吞咽，患者易接受，并且安全可靠，年老体弱者、儿童也能接受检查。③操作步骤无痛、无创、简便、灵活、易行，无须充气，零麻醉，患者的耐受性好。④能观察整个小肠病变情况，弥补传统消化内镜的不足。⑤可以避免交叉感染及院内感染。

第五章　结肠镜

一、结肠的解剖结构

结肠位于腹部，分为升结肠、横结肠、降结肠和乙状结肠四部分。升结肠上邻肝脏、下至右肾；横结肠由身体右侧到左侧依次紧邻肝脏、胃和脾脏，长约50cm，是结肠中最长的部分；降结肠挨着左肾和腰部肌肉与乙状结肠相连。结肠解剖示意图见图1-20。

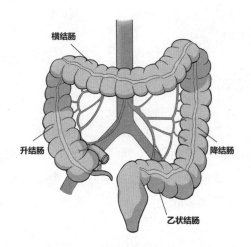

横结肠

升结肠　　　　　　　　　　　　　降结肠

乙状结肠

图1-20　结肠解剖示意图

二、结肠镜的检查方法与常见异常

1. 结肠镜的检查方法

　　医生将结肠镜经肛门或者手术后留下的与肛门功能相同的造瘘口伸入肠腔，对直肠和结肠进行直观的检查，需要时会利用结肠镜上的活检孔道，送入活检钳取样送检。结肠镜检查顺序示意图见图1-21。此外，超声内镜结合结肠镜可用于辅助判断结直肠息肉、肿瘤等（图1-22）。

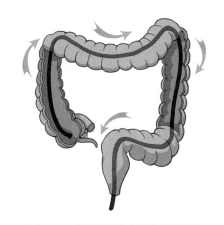

图1-21 结肠镜检查顺序示意图

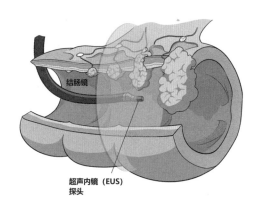

图1-22 超声内镜结合结肠镜的应用

2. 常见的异常

结肠镜可以帮助医生依次观察患者直肠、乙状结肠、降结肠、横结肠、升结肠、盲肠以及末端回肠的肠内情况，常见异常如下。

（1）息肉：息肉是人体黏膜表面长出的多余肿物，包括增生性、炎症性等多种类型。其大小决定了处理方法，大多都需要进行病理活检。

（2）黏膜出血：结肠镜能够观察肠道黏膜出血，表现包括红斑、渗血、活动性出血等，多与溃疡同时存在。

（3）黏膜炎症：结肠镜观察到的黏膜炎症主要以上皮的脓肿与糜烂为特征，根据炎症细胞聚集程度进行病理活检，可以进一步为医生提供诊断依据。

（4）占位性病变：占位性病变指非正常组织占据正常组织的现象，分为良性病变与恶性病变，具体情况需要进行病理活检确认。

（5）肠腔狭窄：除先天性的肠腔直径变小外，肠腔狭窄常提示肠内有炎症或增生情况。

（6）肠黏膜溃疡：肠黏膜表面粗糙，多见弥漫性糜烂或多发性浅溃疡。

若以疾病来论，结肠镜可以检查的疾病见图1-23。

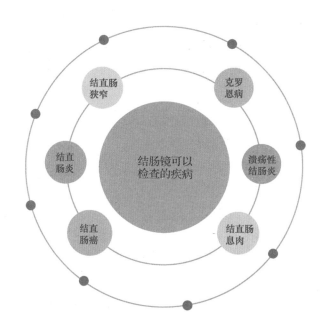

图1-23　结肠镜可以检查的疾病

三、结肠镜检查的适应证与禁忌证

1. 适应证

（1）下消化道出血、腹泻：部分患者认为粪便带血或腹泻是由食物引起或者是生活习惯的问题而不以为意，也不会去医院，但是下消化道出血、腹泻的原因较多，需要确定是否存在结肠肿瘤、炎症性肠病等，因此，出现相关症状时，患者应当及时就医，安排体检。

（2）需要确诊早期肠癌：结肠镜可以让医生直观地观察肠道内的情况，结合病理活检可以进行早期肠癌的确诊，从而及早治疗。

（3）有结直肠手术史：结直肠癌患者接受手术后并不是一劳永逸的，术后医生需要定期了解患者的情况，因为癌症有复发倾向，所以符合情况的患者应该遵医嘱定期进行检查。

（4）对转移性癌症患者，排查肠道来源的可能性：结直肠癌有可能转移到肝脏或肺部。

（5）结直肠癌普查：定时定期的检查是很有必要的，对于结直肠癌的早发现、早治疗有很大意义。

2. 禁忌证

如果有以下情况，医生一般不会安排结肠镜检查：①心肺功能严重不全。②休克、心脑血管意外、极度衰弱。③严重腹部疾病，如腹主动脉瘤、急性腹膜炎、肠穿孔患者都不宜进行结肠镜检查。④不能忍受检查前肠道准备者和由于精神疾病等原因不能配合检查者。⑤妊娠期或月经期的女性。

四、结肠镜检查前的准备和注意事项

1. 结肠镜检查前需要准备什么

（1）心理准备：结肠镜检查时间较长，可能使患者有腹痛、腹胀的感觉。极少数人会出现出血、穿孔的并发症。

（2）身体准备：

1）肠道准备。①进入肠道的食物：检查前两天吃的食物需要尽量不带渣，前一天不能吃固体食物而应吃流食。上午检查的患者早上不能进食，下午检查的患者当天8时后不能再进食，选择无痛检查的患者需要禁食、禁水4~6小时。②排出肠道内残留物：患者常需要口服甘露醇或聚乙二醇电解质溶液及饮水清洁肠道。除此之外，便秘患者还需要根据情况适当延长禁食时间。粪便为清水状则表示可以对患者进行检查。

2）接受检查前的准备。①放松身体、正常呼吸。②左侧卧位、褪下裤子、两腿屈曲（图1-24）。人造肛门的患者要充分暴露造口，采取仰卧或右侧卧位。③肛门周围涂抹润滑剂以减少不适。

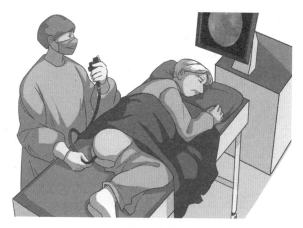

图1-24　结肠镜检查方法

（3）材料准备：

1）过往就诊材料。患者应随身携带病历、化验单、既往检查报告。

2）签署知情同意书。在充分理解结肠镜检查的相关情况及可能出现的并发症的情况下，签署知情同意书。

2. 结肠镜检查有哪些注意事项

检查后的腹胀是由于检查过程中需向肠腔注入气体以便观察肠腔情况，建议多活动、做蹲厕动作，待气体排出后症状即可缓解。大多数患者没有严重不适即可离开医院。检查后疼痛较强烈的患者宜进食流食1~2天。如若出现严重的便血与无法缓解的腹痛、腹胀等症状，患者应及时到医院就诊。

五、结肠镜检查存在哪些风险

（1）腹部不适，如腹痛、腹胀等较为常见。

（2）原有疾病的加重：溃疡或肿瘤的病灶出血或穿孔。

（3）患者的身体状况：

1）肠道准备不佳时会影响医生的操作和观察。

2）对于身体条件差或结肠极度扭曲的患者，结肠镜有可能无法到达回盲部。

3）患者选择无痛检查，但并不知晓自身对麻醉药物过敏。

4）检查时可能出现呼吸抑制、心搏骤停等意外。

六、结肠镜检查报告常见问题

1. 腺癌是癌症吗

是的。腺癌是一种癌症类型，由原本正常分泌黏液的腺细胞发展而来。腺癌也会有不同的严重程度，具体预后和病情发展程度有关。

2. 什么叫作浸润性

扩散到超出结肠内壁的结肠癌叫作浸润性结肠癌。报告中的"血管浸润""淋巴管浸润"指的是癌症扩散到了结肠的血管或淋巴管中，医生在切除时需要考虑"浸润"因素，但并不是说癌症已经扩散到了无法治愈的地步。

3. 息肉很严重吗

息肉本身是良性的，但是癌症的发生可以从息肉开始。报告中常对息肉进行描述：有蒂息肉、无蒂息肉、锯齿状息肉等。前二者为良性，"蒂"指息肉和肠壁之间类似瓜蒂的结构，有蒂和无蒂的区别在于切除的难易程度。锯齿状息肉为癌前病变，将来有可能变成癌症，需要尽早切除。

4. 不典型增生是什么

不典型增生是一个组织病理学专用词语。报告中不典型增生前面一般会加上低级别、高级别等程度副词来描述增生的严重程度。

第二部分　消化内镜与消化系统疾病

　　临床大部分消化系统疾病的常见症状是腹泻、便血、便秘等（图2-1），相关的消化系统疾病如下所述。

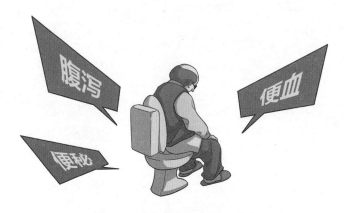

图2-1　消化系统疾病常见症状

第一章　胃食管反流病

　　病例引入：两周前，一位男性患者到医院就诊。他在就诊前一个月吃了一次辛辣食物后，就时常会出现胃酸反流向上，甚至倒流到嘴里的情况，同时还会伴随胸口剧痛，并且感觉胸腔里面好像有什么东西在烧灼（烧心）。这些症状较为严重，通常持续三个小时才会有所缓解，睡眠质量差或者工作压力变大时症状就会加重。结合患者描述和相关检查结果，医生认为患者所患的疾病为病程短、发病急的胃食管反流病，让患者服用奥美拉唑进行治疗后，患者的反酸和烧心症状有了明显好转。

胃食管反流病（Gastroesophageal reflux disease，GERD）是一种常见的人体上消化道疾病。它是一种由胃和十二指肠的内容物在某些病因的作用下向上反流进入食管而引起不适症状和并发症的疾病。

GERD常见的两个症状是反流（即胃和十二指肠内容物反流进入食管）和烧心。医学界根据患者食管黏膜的病理情况，将GERD分为三类。若患者的食管黏膜出现了糜烂或溃疡症状，则称其为反流性食管炎（Reflux esophagitis，RE）；若未出现类似症状，则称其为非糜烂性反流病（Nonerosive reflux disease，NERD）；除此之外，还有一类称为Barrett食管。

GERD主要对人体的食管造成伤害，进而引起的症状称为食管症状。另外，GERD也可以引起咽喉、气道和其他邻近食管组织的损害，引起的相应症状统称作食管外症状。

一、发病原因

GERD的发病机制主要为体内食管的防御能力在多种因素的作用下出现了缺损或下降，从而食管内压力降低，当食管内压力低于胃内压时，则出现反流现象。

通常来说，能直接损伤食管功能的因素有胃酸、胃蛋白酶等胃和十二指肠内容物，当这些物质进入食管时，可以腐蚀和消化食管黏膜，造成食管功能受损，进一步降低食管内压力，使病情恶化，从而形成恶性循环。

GERD的发病原因主要有以下三个方面：

1. 体内抗反流屏障出现了结构和功能的异常

正常情况下，人体的消化系统存在防止食物反流的抗反流屏障。当某些原因（如肥胖、便秘、胃扩张或激素水平的变化等）破坏了体内的抗反流屏障时，则会降低食管的抗反流作用，导致胃和十二指肠内容物发生反流。

（1）食管下括约肌（Low esophageal sphincter，LES）压力降低：LES指在食管下端和胃连接处的一段肌肉（食管解剖示意图见图2-2），这段肌肉在正常情况下是收缩的，这样可以使相应的食管内压力高于胃内压，从而有效地防止胃和十二指肠内容物反流进入食管，因此LES是食管抗反流屏障的一部分。当食物进入食管后，刺激食管壁，可反射性地引起LES舒张，允许食物进入胃内；食物进入胃后，LES收缩，此区域恢复高压状态，可防止胃和十二指肠内容物反流进入食管。当LES的功能出现异常而导致压力降低时，胃和十二指肠内容物则会因为胃内压高于食管内压力而反流进入食管。使LES压力降低的因素通常有进食高脂肪食物或服用某些药物等。

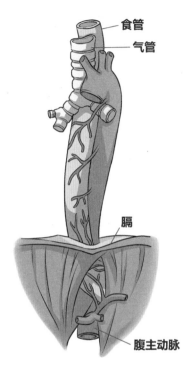

图2-2 食管解剖示意图

（2）一过性食管下括约肌松弛（Transient lower esophageal sphincter relaxation，TLESR）：在上文中我们知道LES在正常情况下是收缩并且产生高压的。而TLESR指的是在我们没有吃东西的情况下，也就是LES在应该收缩时，出现了短暂舒张的情况。当这种情况增多时，食管内压力就会频繁地低于胃内压，出现胃和十二指肠内容物反流的概率大大增加。

（3）胃和食管交界处结构的改变：在人体食管和胃相接的地方有很多组织结构，这些结构的存在是食管抗反流功能正常的重要保证。当在某些因素的影响下这些结构出现变化时，食管的抗反流功能可能就会受损，导致患者出现反流症状。其中最常出现的异常是食管裂孔疝，它的出现可以导致本来处在腹腔的脏器进入胸腔，从而引起患者的反流和烧心。

2. 食管的清除作用降低

食管可以通过蠕动等形式将食物向胃腔推进，临床上将这种现象称作食管的清除作用。当食管的清除作用降低时，就会延长食物在食管腔内停留的时间，从而导致GERD。

3. 食管黏膜屏障功能受损

食管的内壁有一层黏膜，称为食管黏膜，它可以保护食管、抵御损伤，当其被破坏时，容易形成溃疡甚至糜烂。长期吸烟、饮酒可能会损害食管黏膜屏障，从而增加患GERD的风险。

二、临床表现

1. 典型症状

（1）反流：反流指在患者不感到恶心并且不用力的情况下，胃和十二指肠的内容物涌入咽部或者口腔的症状。若内容物含酸味，则称为反酸；若内容物为还没来得及被消化的食物，则称为反食；在少数情况下，内容物内可能还会存在胆汁或者肠液，说明出现了十二指肠内容物反流。

（2）烧心：烧心指在胸骨后方，即胸部正中那块骨头后方有烧灼的感觉，此症状是由内容物刺激食管造成的，烧心常常由肋骨下端向上逐渐延伸。

反流和烧心是GERD常见和典型的症状，也是诊断患者是否患有GERD的重要标志。它们常常发生在饭后一小时之内，当患者处于卧位、弯腰或者其他增高其腹内压的姿势时，反流和烧心的症状会加重。部分患者也可在夜间发生上述两类症状。

2. 非典型症状

GERD除会引起烧心和反流等典型症状外，还会引起一些其他非典型的症状，主要有胸痛、吞咽困难和胸骨后异物感等，当患者的反流和烧心症状不是很明显时，这些非典型症状可以帮助医生诊断患者是否患有GERD。

（1）胸痛：此症状是由于内容物刺激食管引起的，其发生部位在胸骨后，与烧心的位置很相似。此症状发作的时候表现为胸骨后的疼痛，严重的时候还可以在心前区（前胸和左侧乳房之间）、后背、肩膀甚至脖子和耳朵等区域感觉到疼痛。

因为心绞痛的疼痛部位也在心前区，和GERD引发的胸痛部位很相似，所以我们将胸痛归为GERD的非典型症状。医生在患者出现胸痛症状时，需要排除心脏疾病可能后再对GERD进行评估。

（2）吞咽困难和胸骨后异物感：这两种症状可能是食管在内容物的作用下发生痉挛导致的。由于食管癌患者也会出现此类症状，所以它们也是GERD的非典型症状。但是由GERD引发的吞咽困难和胸骨后异物感是间歇性的，据此可以和食管癌区分。

三、辅助检查和诊断方法

1. 辅助检查

由于GERD主要影响的器官为食管，所以医院针对GERD的辅助检查大多是对患者的食管内壁和黏膜的生理病理情况进行检查。主要的检查方法有以下三种：

（1）胃镜检查在RE和Barrett食管的诊断中发挥着不可替代

的作用：在本书第一部分的胃镜章节中曾经提到，医生通过胃镜检查可以非常清晰直观地观察患者上消化道的生理和病理情况（正常食管黏膜胃镜下表现见图2-3）。当GERD的类型为RE时，在胃镜视野中，医生可以观察到患者的食管黏膜有红色线状的破损、溃疡，甚至糜烂。胃镜检查不仅可以排除上消化道恶性肿瘤对RE诊断的影响，还可以准确地诊断患者RE的严重程度和有无并发症等情况。当GERD的类型为Barrett食管时，医生观察到胃食管结合部的食管黏膜被胃黏膜取代，黏膜下的血管呈现异常形态。胃镜检查中RE和Barrett食管的评估标准如下。

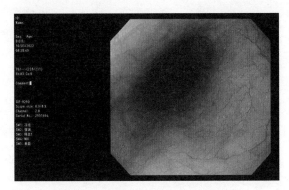

图2-3 正常食管黏膜胃镜下表现

当患者的GERD类型为RE时，在胃镜检查时，医生可以按照严重程度将其分为正常、A级、B级、C级和D级，其中正常表示症状最轻，而D级则表示症状很严重。具体分级为：①正常，指食管的黏膜完整，没有发现破损。②A级，指在患者的食管中发现了一个或者多个黏膜的破损，但是破损的长度≤5mm，表示食管损伤较小。③B级，指在患者的食管中发现了一个或者多个破损，且破损处的长度＞5mm，但是此阶段的破损并没有发生互相融合。④C级，指患者的食管黏膜出现了多个破损，并且各个破损之间存在相互融合的迹象，但是融合的破损长度小于或等于食管周长的3/4。⑤D级，表示融合的破损长度大于食管周长的3/4，甚至围绕食管一整圈，此时的RE已经到了很严重的阶段，需要立刻进行治疗。RE的胃镜下表现见图2-4。

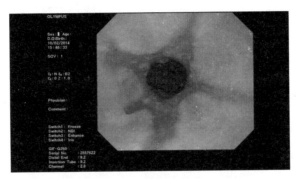

图2-4　RE胃镜下表现

当患者的GERD类型为Barrett食管时，医生可以在胃镜检查下看到患者胃食管结合部的食管黏膜被胃黏膜取代，并且有肠化的症状。在胃镜下，医生通过测量食管黏膜被胃黏膜取代的长度来对Barrett食管进行分级：当取代长度≥30mm时，称其为长段Barrett；当取代长度＜30mm或者取代的部分没有绕食管一周时，称其为短段Barrett；当取代长度＜10mm时，称其为超短段Barrett；如果患者的胃食管结合部仅有局部出现了胃黏膜的取代现象，则将其称为Barrett黏膜或食管胃上皮移位。值得注意的是，Barrett食管是食管腺癌的主要癌前病变，若在胃镜检查中确诊Barrett食管，一定要及时治疗，防止其癌变恶化。

（2）对患者进行24小时的食管pH值监测能明确GERD典型症状。由于GERD的典型症状之一是反流，并且患者的胃和十二指肠内容物中经常会有胃液等酸性成分，可以直接影响患者食管内的pH值，因此使用便携式pH值记录仪检测患者24小时食管pH值，可以帮助医生明确患者是否出现反流，从而帮助诊断GERD。

（3）食管钡剂造影术在GERD的诊断过程中起辅助作用。食管钡剂造影术指患者口服造影剂，在X光照射下，医生可以看到钡剂从口腔到胃部流动的轨迹和顺利程度，从而可以判断食管的形状和管壁的完整情况。如果管壁上出现了病变，医生还可以观察病变的部位、大小和病变处管腔的狭窄情况等。但是由于GERD造成的食管受损并没有明显的形状改变，所以食管钡剂造影术对GERD的敏感性不高，但食管钡剂造影术对不愿意或不能进行胃镜检查的患者有较大帮助。

（4）食管测压能帮助医生明确食管的功能状态。食管测压是检测食管动力学功能的重要手段。从上文可知，食管的部分高压是机体抗反流的生理基础，因此对食管进行压力检测可以帮助医生了解患者LES的压力、TLESR的频率，从而评估GERD患者治疗效果。但是食管测压并不能检测反流现象，因此不能为GERD的诊断提供客观的反流证据。

2. 诊断方法

（1）质子泵抑制剂（Proton pump inhibitor，PPI）试验性治疗可作为GERD的初步诊断方法：PPI试验性治疗指让患者连续服用一段时间的PPI类药物，此类药物可以抑制患者的胃酸分泌，从而降低反流症状发生的频率。若有反流症状的患者在进行PPI试验性治疗后症状有了明显的缓解，则可以初步确诊该患者患有GERD。PPI试验性治疗的灵敏度较高，而且操作方便，是很多医院对GERD患者进行初步诊断时的常用方法，但是最终该患者能否确诊为GERD、确诊为哪一类型的GERD还需进一步的诊断。

（2）对不同类型的GERD有不同的诊断方法：RE、NERD和Barrett食管的症状有所不同，所以诊断方法也有相应的差异。其中RE和NERD的具体诊断方法如下：

1）RE的诊断方法。①患者出现反流和烧心等GERD的典型症状。②胃镜检查中观察到患者的食管黏膜出现损伤。

2）NERD的诊断方法。由于NERD并没有破坏患者的食管黏膜，所以胃镜检查无法诊断NERD，因此，NERD患者的诊断方法与RE有所区别。NERD的诊断方法主要有：①患者出现反流和烧心等GERD典型症状。②胃镜检查并未发现患者食管黏膜出现损伤。③使用便携式pH记录仪对患者进行24小时食管pH值监测，发现存在反流现象。④患者在进行了PPI试验性治疗后，反流症状得到缓解。

（3）在对患者进行GERD诊断时还需要注意分辨一些疾病，因为GERD患者可出现众多非典型症状，当患者出现这些症状时，需要注意排除其他疾病存在的可能性，在诊断过程中需要具体排除的疾病主要有五个，分别为：

1）食管炎。由于部分GERD患者的食管会出现发炎症状，因此需要注意与其他类型的食管炎相区分，如感染性食管炎、嗜酸性粒细胞性食管炎和药物性食管炎等。

2）食管癌。食管癌患者会出现吞咽困难和胸骨后异物感，这也是GERD的非典型症状。因此当患者出现此症状时，需要注意与食管癌进行区分。

3）贲门失弛缓症。医生在对有GERD症状的患者进行诊断时，还需要考虑贲门失弛缓症存在的可能。贲门失弛缓症是患者的食管张力降低、蠕动减弱以及食管扩张导致的疾病。其典型症状为吞咽困难、胸骨后疼痛、食物反流以及食物反流误入气管所导致的咳嗽和肺部感染，这两种疾病的症状存在较大的重叠。因此在诊断时，需要注意患者食管功能是否完整、食管腔有无异常扩大，从而对贲门失弛缓症和GERD进行区分。

4）消化性溃疡。在少数情况下，还需要对GERD和消化性溃疡进行区分。酸性胃液对消化道黏膜有消化作用，使消化道黏膜被破坏，从而被胃液腐蚀形成溃疡。消化性溃疡多发生于胃和十二指肠，偶尔发生于食管部分，这与RE相似，需要注意鉴别。

5）心绞痛等心源性胸痛以及其他非心源性胸痛。当GERD患者出现胸痛症状时，需要排除心绞痛等心源性胸痛和其他原因引起的非心源性胸痛对诊断的影响。胸痛是GERD的非典型症状，GERD引起的胸痛严重时可能会表现为心前区的疼痛，此时的症状便与心绞痛极其相似。因此医生在对有胸痛症状的GERD患者进行诊断时，需要患者在心内科进行检查，确定其胸痛症状并非是由心脏原因引起之后，才能继续进行GERD的相关诊断。

GERD引发的胸痛和心绞痛虽然在表现上很相似，但是两者在某些方面也有较大的不同。一般情况下，GERD引发的胸痛主要表现为胸骨后方或者下方的刺痛或钝痛，并且GERD引发的胸痛的发作情况与患者的进食、体力劳动、姿势变化等有关，喝牛奶、喝水可以缓解疼痛的症状。而心绞痛则和GERD引发的胸痛有所不同，心绞痛通常会在夜间发作，而且进食、体力劳动、姿势变化等行为对它的影响很小，只有服用扩血管的药物之后症状才有较为明显的缓解。当我们在家中出现胸痛症状并且周围缺少相应医疗设备时，可以根据两者的不同点进行分辨，帮助我们更好地就医。

第二章 食管癌

病例引入：一位63岁的男士在一年前发现自己在吞咽固体食物的时候常常会感觉食物卡在喉咙里咽不下去，不过因为只是轻微的不舒服，所以他并没有放在心上。但随着日子一天天过去，他的症状越来越严重了。大约六个月前，这位男士在喝水时都会感觉到明显的吞咽困难，并且在吃了饭以后会时不时地呕吐。在三个月前他吃了一个苹果之后又一次呕吐，把还没来得及消化的苹果吐了出来，在呕吐物中还能看到暗红色的血液。随即入院检查，血液生化检查发现肿瘤标志物癌胚抗原显著升高，进行内镜检查并取食管活体组织进行病理检查，在内镜下可见食管局部管壁环形狭窄，病理检查可见癌组织，确诊为食管癌。

食管癌（Carcinoma of esophagus）是世界范围内常见的恶性肿瘤，2018年世界卫生组织（WHO）公布的数据显示，我国食管癌的发病率为13.9/10万，居我国所有恶性肿瘤的第六位，病死率约为12.7/10万，居第四位。该研究同时指出食管癌在全球肿瘤发病率居第八位，在全球肿瘤死亡率居第六位。食管癌是原发于食管黏膜的恶性肿瘤，根据组织来源，主要分为食管鳞癌和食管腺癌，好发于食管中段，其次为下段，上段最少。在临床上，食管癌主要表现为不同程度的吞咽困难，以进行性吞咽困难为进展期典型症状，先是难咽固体食物，继而是半流质食物，最后连水和唾液也不能咽下。

早期、中晚期食管癌内镜下表现见图2-5、图2-6。

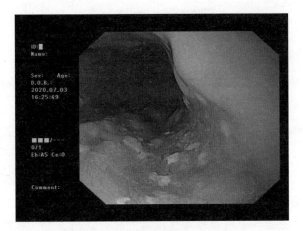

图2-5　早期食管癌内镜下表现

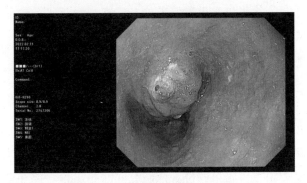

图2-6　中晚期食管癌内镜下表现

一、流行病学特点

1. 地区分布特点

食管癌发病的地区差异很明显。在世界范围内高发地区和低发地区之间的发病率差异可达60倍。食管鳞癌在发展中国家和地区的发病率较高，如东非、南非、东亚、东南亚地区。近些年随着生活水平的提高、饮食方式的改变，食管腺癌的比例有所提升。我国食管癌的高发地区为太行山区、苏北地区、大别山区、川北地区、闽粤交界（潮汕地区）。

2. 性别分布特点

在世界范围内，男性食管癌的发病率和病死率为女性的2~3倍。在我国，男性食管癌的发病率和病死率分别为19.7/10万和18.2/10万，女性食管癌的发病率和病死率分别为8.2/10万和7.4/10万。

3. 年龄分布特点

中老年易患食管癌，发病年龄多在50岁及以上。

二、临床表现及分期

1. 早期食管癌的临床症状

早期食管癌的症状多不典型，主要表现为胸骨后不适、烧灼感、针刺或牵拉样痛，可有食物通过时缓慢、滞留或轻度哽噎感。症状时轻时重，持续时间长短不一，甚至可无症状。

2. 中晚期食管癌的临床症状

（1）进行性吞咽困难：是中晚期食管癌的典型症状，也是大多数患者就诊的主要原因。肿瘤突入管腔导致食管管腔狭窄，或者肿瘤周围组织炎症水肿导致食管管腔狭窄，随着疾病的进展而逐渐加重。常由固体食物吞咽困难逐渐发展至液体食物吞咽困难。

（2）食管反流：食管癌的浸润和炎症的发生会反射性地引起食管腺和唾液腺分泌黏液增加，当肿瘤增生造成食管阻塞时，黏液就会积存于食管内引起反流（反流是上消化道症状，指在无恶心、干呕和不用力的情况下，胃内容物反流入口腔或咽部），反流物常含黏液、食物、血液或溃烂组织。

（3）咽下疼痛：由食管糜烂、溃疡或近段食管炎所致，进热食或酸性食物后明显，可涉及颈部、肩胛、前胸和后背等部位。

（4）其他症状：若肿瘤压迫喉返神经可出现声嘶、呛咳；侵犯膈神经可导致呃逆（俗称"打嗝"）；出现转移时常出现肝脏和淋巴结肿大；出现肝转移可引起黄疸（表现为巩膜、皮肤、黏膜以及其他组织和体液发生黄染）；出现骨转移可引起疼痛；侵入支气管、气管可引起食管—气管瘘、肺炎等；侵犯主动脉可造成致死性大出血；晚期患者常出现恶病质（指人体显著消瘦、贫血、精神衰颓等全身功能衰竭的现象，多由癌症或其他严重慢性病引起）。

3. 食管癌的就医提示

食管癌早期症状不明显，如果任其发展，后果严重。因此，出现可疑症状时应尽早就医，及早排查。食管癌高危人群出现下列情况时需要及时就医：吞咽困难或疼痛、胸骨后疼痛、咳嗽（有时咳出的痰中带血）、声音嘶哑、体重下降、胃灼热或消化不良。就诊时建议就诊肿瘤科、胸外科、消化科。需要提前预约挂号，并携带身份证、医保卡、就医卡，着方便穿脱的衣物，并携带相关病历、化验单、检查报告等。

4. 食管癌的临床分期

根据2017年第8版食管癌TNM分期标准规定：肿瘤中心距离贲门不超过2cm按照食管腺癌进行分期；超过2cm则按照胃癌进行分期。

（1）大致分期：

1）食管癌前疾病与癌前病变。食管癌前疾病（Precancerous diseases）指和食管癌相关并有一定癌变可能性的良性病变，包括慢性食管炎、Barrett食管、反流性食管炎、食管憩室、贲门失弛缓症、食管白斑症及各种原因导致的食管良性狭窄等。癌前病变（Precancerous lesions）指已经证实与食管癌发生密切相关的病理变化，食管鳞状上皮异型增生是食管鳞癌的癌前病变，Barrett食管相关异型增生是食管腺癌的癌前病变。

2）早期食管癌。指肿瘤病灶局限于黏膜层及黏膜下层，且无淋巴结转移的食管癌，包括原位癌、黏膜内癌和黏膜下癌，相当于TNM分期中$T_1N_0M_0$期。

3）进展期食管癌。指肿瘤病灶突破黏膜下层累及肌层或外膜，或者同时出现淋巴结转移与远处转移，相当于TNM分期除$T_1N_0M_0$之外的分期。

（2）病理形态学分期：

1）早期食管癌。按其形态可分为隐伏型、糜烂型、斑块型和乳头型。

2）进展期食管癌。可分为髓质型（以食管壁增厚为特点，边缘呈坡状隆起）、蕈伞型（肿瘤边缘隆起、唇样或蘑菇样外翻，表面可伴有浅溃疡）、溃疡型（比较少见，此类型也可见于早期食管癌，中央有明显溃疡，通常伴有边缘隆起）、缩窄型（以管腔明显狭窄为特点，患者的吞咽困难症状明显）、腔内型（比较少见，此类型也可见于早期食管癌，病变似蘑菇样或大息肉样）和未定型。

（3）病理组织学分型：我国常见的食管癌病理组织学分型如下：食管鳞状细胞癌（鳞癌），是食管鳞状细胞分化的恶性上皮性肿瘤；食管腺癌（腺癌）主要源于食管下 1/3 Barrett 黏膜的腺管状分化的恶性上皮性肿瘤，偶尔源于上段食管的异位胃黏膜或黏膜和黏膜下腺体。其中鳞癌包括基底细胞样鳞癌、疣状癌、梭形细胞鳞癌等。其他还有腺鳞癌、黏液表皮样癌、腺样囊性癌、小细胞癌、未分化癌以及非上皮性恶性肿瘤等。鳞癌和腺癌根据其分化程度可分为高分化、中分化和低分化。

（4）TNM 分期：根据手术标本确定的病理 TNM 分期（pTNM）是肿瘤分期的"金标准"，而根据临床 TNM 分期（cTNM）是在治疗前通过有创或无创的方法获取疾病的临床信息进行的分期。

现有的第 8 版 TNM 分期标准包含了五个指标：T（原发肿瘤的大小）、N（区域淋巴结的受累及情况）、M（肿瘤向远处转移情况）、G（癌细胞分化程度，即肿瘤细胞和正常细胞的相似程度）、L（癌变位于食管的位置）。

1）T 分期。①T_x：肿瘤无法评估。②T_0：没有原发肿瘤的证据。③T_{is}：重度不典型增生（不典型增生也叫非典型性增生，是病理学名词，主要指上皮细胞异于常态的增生），为局限于基底膜的恶性肿瘤。④T_1：肿瘤侵犯黏膜固有层、黏膜肌层或黏膜下层（T_{1a}：侵犯黏膜固有层或黏膜肌层；T_{1b}：侵犯黏膜下层）。⑤T_2：肿瘤侵犯食管肌层。⑥T_3：肿瘤侵犯食管外膜（纤维膜）。⑦T_4：肿瘤侵犯食管周围结构（T_{4a}：侵犯胸膜、心包、奇静脉、膈肌或腹膜；T_{4b}：侵犯其他结构，如主动脉、气管）。

2）N 分期。①N_x：区域淋巴结无法评估。②N_0：无淋巴结转移。③N_1：1~2 枚区域淋巴结转移。④N_2：3~6 枚区域淋巴结转移。⑤N_3：大于 6 枚区域淋巴结转移。

3）M 分期。①M_0：无远处转移。②M_1：癌细胞向远处转移。

4）G分期。

食管腺癌。①G_x：分化程度无法评估。②G_1：高分化癌，超过95%的肿瘤为分化较好的腺体组织。③G_2：中分化癌，50%～95%肿瘤为分化较好的腺体组织。④G_3：低分化癌，肿瘤呈巢状或片状，少于50%肿瘤为分化较好的腺体组织。

食管鳞癌。①G_x：分化程度无法评估。②G_1：高分化癌。③G_2：中分化癌，组织学特征多变。④G_3：低分化癌，通常有中心坏死，形成大小不等的巢样结构。

5）L分期。①L_x：位置无法评估。②U：颈段食管至奇静脉弓下缘。③M：奇静脉弓下缘到肺下静脉下缘。④L：肺下静脉下缘到胃，包括食管胃交界处。

5. 食管癌的转移方式

（1）直接浸润：早、中期的食管癌主要为壁内扩散，食管上段癌晚期可侵入喉部、气管及颈部软组织，甚至侵入甲状腺；食管中段癌可侵入支气管，形成支气管–食管瘘，也可以侵入胸导管、奇静脉、肺门及肺组织，部分可侵入肺动脉，引起大出血；食管下段癌可累及心包。

（2）淋巴转移：淋巴转移是食管癌转移的主要方式，也是判断食管癌患者预后的重要因素，好发的淋巴结转移部位依次为纵隔、腹部、气管及气管旁、肺门及支气管等。

（3）血道转移：多见于晚期患者，常见的转移部位依次为肝、肺、骨、肾、肾上腺、胸膜、网膜、胰腺、甲状腺及脑等。

三、内镜处理方式

1. 食管癌的内镜检查

内镜检查是诊断食管癌的最直接的方法，可以通过病理活检得到明确诊断，是诊断食管癌的"金标准"。其他检查方法为辅助手段，主要为了解部位、大小、分期，并为制订手术方式提供必要的信息。临床上可以采用可疑病灶多点活检来提高诊断率。超声内镜可以检测食管癌病变癌细胞的浸润深度，有没有向周围器官、淋巴结转移扩散，还可以进行病理活检。进展期食管癌的内镜下表现有：①髓质型。②蕈伞型。③溃疡型。④缩窄型。⑤腔内型。对于早期食管癌的诊断及筛查，内镜检查有其独有的优势。

（1）白光内镜：白光内镜主要表现为：①红区。即边界清晰的红色病灶区，底部平坦。②糜烂灶。多为边界清晰的红色糜烂灶。③斑块。大多为边界清晰的、类白色稍稍隆起的、斑块样病灶。④结节。长径在1cm以内的结节样病灶，其隆起的表面黏膜粗糙或糜烂。⑤黏膜粗糙。指病变不规则、边界不清晰。⑥局部黏膜下血管网紊乱、缺失或阻断。

（2）色素内镜：色素内镜指利用染料进行染色，使病灶区与正常黏膜在颜色上可以形成比较鲜明的对比，可以清晰地显示病灶的范围，并且可以指导指示性活检。最常用的染料为碘液，可选染料还包括甲苯胺蓝等，也可以使用碘液与甲苯胺蓝、碘液与醋酸等组合。碘液往往选用卢戈碘液，染色原理是：早期食管癌以及食管的不典型增生导致糖原含量减少或消失，遇碘后染色较浅或消失，从而与正常食管黏膜染色后显示的棕色可以明显区分开。利用碘液染色的色素内镜对人群早期食管癌的检出率可达到1.6%～4.6%。

（3）电子染色内镜：电子染色内镜指通过特殊的光学处理实现对食管黏膜的电子染色，突出病变的特征，可以避免色素内镜碘液过敏及耗时长等缺点，同时联合使用放大内镜可对食管早期病变进行细微的观察及评估。原理是不同波长的光对消化道黏膜的穿透能力不同，常用的电子染色内镜技术包括：①窄带成像技术（Narrow band imaging，NBI），应用滤光器将内镜光源的宽带光谱过滤掉，留下绿光和蓝光的窄带光谱，将上皮乳头内毛细血管（Intrapapillary capillary loop，IPCL）和黏膜的细微变化展现出来，NBI下病变黏膜呈褐色。②蓝激光成像技术（Blue laser imaging，BLI）。③联动成像技术（Linked color imaging，LCI），LCI下病变黏膜发红。④智能电子染色内镜技术（I–Scan）。

（4）放大内镜：放大内镜（Magnifying endoscopy，ME）可以把食管黏膜放大几十倍甚至上百倍，从而可以观察到黏膜的微结构和微血管形态的细微变化，与电子染色内镜结合可以使病变的细微结构展现得更清楚，便于早期食管癌分化及浸润深度的评价及诊断。

（5）超声内镜：超声内镜能够精确地测定病变在食管壁内浸润的深度，可以发现食管壁外异常肿大的淋巴结，可以区别病变位于食管壁内还是食管壁外。早期食管癌的超声内镜通常表现为管壁增厚、层次紊乱、中断及分界消失的低回声病灶。

（6）共聚焦显微镜：共聚焦显微镜可以将组织放大1000倍，从微观角度观察细胞及亚细胞结构，能够提供早期食管癌的组织学成像且精确度较高。

2. 早期食管癌的内镜治疗

（1）内镜下黏膜切除术（Endoscopic mucosal resection，EMR）：在内镜下将病灶整块或分块切除，EMR示意图见图2-7。其原理是胃肠道黏膜层分化于内胚层，而肌层分化于中胚层，中间通过疏松结缔组织相连构成黏膜下层，这两层之间容易被外力分开。在黏膜下层注射肾上腺素生理盐水后黏膜层和肌层就会分离，黏膜层向腔内隆起，容易定位病变部位，然后用圈套器固定病变组织，便于电凝切除病灶，而且这样的方法电凝时不容易累及肌层，从而避免穿孔和出血。注射肾上腺素生理盐水时应该注意使针斜面对着病灶方向，如果注射后病灶不隆起，则表明病变已侵及肌层，是EMR不能治疗的范围。EMR的方法包括吸引法和非吸引法，前者包括内镜双圈套息肉切除术、局部注射高渗肾上腺素生理盐水切除术、剥离活检术等，后者包括内镜下吸引黏膜切除术、内镜下圈套结扎法、透明帽置内镜前端内镜下黏膜切除术、套管吸引法等。大病灶如果一次难以切除，分次切除最好在1周内完成，否则第1次切除后形成的溃疡瘢痕在下一次切除时不容易将病变与肌层分离，从而导致不完全或残留切除。而是否能够通过内镜方法一次性完整切除也决定了内镜治疗后的复发率，有研究对日本10所医疗机构进行统计，结果显示，EMR的残癌复发率为11.9%，其中一次性全部切除病例的残癌复发率仅为1.3%，分次切除残癌复发率为29.6%。

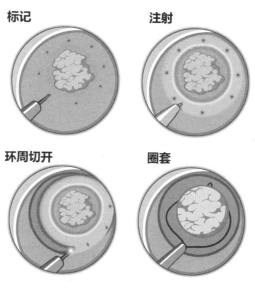

图2-7　EMR示意图

（2）多环套扎黏膜切除术（Multi-band mucosectomy，MBM）：使用改良食管曲张静脉套扎器进行多块黏膜切除。

（3）内镜下黏膜剥离术（Endoscopic submucosal dissection，ESD）：在进行黏膜下注射后分离黏膜下层与固有肌层，将病变黏膜及黏膜下层完整剥离，ESD示意图见图2-8。ESD的优点在于不受病变组织大小限制，可以实现病变组织的整块切除，这种方法的肿瘤治愈性切除率较高。有研究表明，ESD在整块病变组织切除率方面明显高于EMR，局部复发率也明显降低。在治愈性切除率方面，ESD具有明显优势。ESD的具体操作步骤为：①环周标记。通过染色或放大内镜等方法，明确病变边界，在距离病变边界3～5mm处，使用电刀进行电凝标记，两个标记点间隔大约2mm。②黏膜下注射。按先远后近的顺序，在病变周围分多点进行黏膜下注射，使黏膜层与固有肌层分离，使病变充分暴露抬举。③环形切开。在病变充分抬举后，使用电刀沿标记点外大约3mm处，环周切开病变黏膜。一般从远端开始切，切除过程中一旦出现出血，冲洗以明确出血的位置，再使用电刀或电凝钳止血。④黏膜剥离。使用电刀在病变下方进行黏膜剥离，直到完全剥离病变。剥离过程中，及时进行黏膜下注射来保证黏膜下病变部分抬举充分，同时用电刀或电凝钳及时处理暴露的血管。⑤创面处理。使用电凝钳对创面，尤其是电刀切缘周围暴露血管进行充分电凝处理，如有必要可喷洒生物蛋白胶、黏膜保护剂等保护创面。

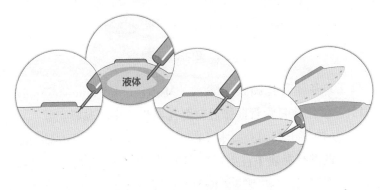

图2-8　ESD示意图

3. 晚期食管癌的内镜治疗

对于不能外科手术的晚期食管癌患者，可以通过内镜解除梗阻。

（1）单纯扩张术：缓解症状持续时间短且需要反复扩张，不适用于病变范围广泛者。

（2）食管内支架置放术：内镜下放置支架，可较长时间缓解梗阻，以提高患者生活质量。

（3）内镜下癌肿消融术：用于中晚期食管癌的姑息治疗（对所患疾病已经治疗无效的患者进行积极、全面的医疗照顾）。

4. 内镜处理风险

内镜检查时可能出现咽喉部或上腹部不适、下颌关节脱位、出血、穿孔、原有疾病加重、麻醉药物过敏等情况。

内镜治疗过程中可能出现的风险有穿孔和出血，如在内镜下狭窄扩张部位时因扩张张力较高会导致黏膜肌肉过度撕裂，进而产生出血，且扩张后患者通常还会出现食管狭窄，一般需多次治疗。内镜微创手术可能导致血管破裂而造成出血。对于放置金属支架的患者，虽然一段时间内可使狭窄部位持久扩张，但远期也会有再复发的情况发生，故对于晚期肿瘤所致的狭窄，建议选择硅胶膜支架。支架放置后也有支架移位和脱落的情况发生，脱落后支架应在内镜下取出，移位严重者应取出后重新放置。

5. 内镜处理的注意事项

（1）接受内镜下狭窄扩张术的患者应注意：①术后禁食12～24小时，无特殊情况方可进食。进食应从流质食物开始，逐步至半流质食物，看情况进普食，支架患者避免食用坚硬、富含纤维素、有黏性的食物。②治疗后遵医嘱使用PPI、食管/胃黏膜保护药，避免胃内反流物刺激创面。③注意定期随访支架是否移位或阻塞。

（2）接受内镜微创手术的患者应注意：①术后当天禁食和禁水，进食流质食物1天，半流质食物3天，随后进食普食，饮食均应忌烫、辛辣和刺激性食物，并禁烟、忌酒，遵医嘱使用制酸剂、黏膜保护剂、止血剂等。②避免重体力劳动，避免较长时间的热水沐浴。③遵医嘱术后3个月或半年复查。

第三章 贲门失弛缓症

病例引入：8个月前，一位30岁的女性患者突然发现自己在吞咽坚硬食物的时候很不舒服，不过并没有其他让她感到不适的地方。她觉得这可能是因为自己最近工作压力太大、心情不好所致，所以并没有在意，认为休息一段时间后能够自然好转。但在4个月前，这种吞咽困难的情况不但没有好转，反而加重了。她在吃米粥等固体和液体混合的食物时都会感到不适，除此之外，她还常常感觉到胸部的疼痛。因此这名患者到医院进行了相关检查，食管造影检查发现她的食管明显扩张、下端变窄，医生描述为像鸟嘴一样。在上消化道内镜检查中也发现这名患者的食管扩张扭曲。经食管测压检查发现，这名患者在吞咽时出现明显的食管下括约肌松弛障碍，并伴有食管下括约肌压力升高，吞咽后食管体部蠕动异常，确诊为贲门失弛缓症。

贲门失弛缓症（Achalasia）又称贲门痉挛、巨食管，是由食管神经肌肉功能障碍所致的疾病，其主要特征是食管缺乏蠕动，食管下端括约肌高压和对吞咽动作的松弛反应减弱，是一种少见的原发性食管运动障碍性疾病。贲门是食管与胃相连的部分，食管中的食物通过贲门从食管进入胃，环绕着贲门的肌肉称为食管下括约肌（Lower esophageal sphincter，LES）。正常吞咽时LES松弛，食管与胃的连接通道开放，食物和液体随着食管蠕动顺利进入胃内。而贲门失弛缓症患者食管蠕动及LES的功能减弱，使食管与胃之间的通道不能完全开放，导致食物在食管底部积聚、滞留，食管逐渐变得扩张、肥厚、扭曲。

目前医学界认为，控制食管肌肉的神经功能失调是贲门失弛缓症的直接原因，简单来讲就是食管肌肉被两种神经控制，一种促进收缩，一种促进舒张。正常情况下，这两种神经能够协调得很好，食管可以正常工作，但患有贲门失弛缓症时，这两种神经无法协调工作，促进收缩的神经占优势，于是食管肌肉就会以收缩为主，这时吞咽食物时，食物就堆积在食管里下不去，人就会有吞咽梗阻感。

一、流行病学特点

贲门失弛缓症较为少见，较多见于欧洲和北美，可发生于任何年龄，但最常见于20～39岁，儿童很少发病，男女比例大致相等。2013年美国胃肠病协会（American Gastroenterological Association, ACG）临床指南报道，来自英国、美国、北欧、以色列和津巴布韦等地的研究显示，贲门失弛缓症每年发病率约为1/10万、年患病率约为10/10万。各地文献报道贲门失弛缓症的发病率、患病率差异很大，分别为每年0.03/10万～1.63/10万、每年1.8/10万～12.6/10万。

二、临床表现、分型及辅助检查

1. 临床症状

临床上以吞咽困难为主要症状，可伴随不同程度的食物反流、呕吐、误吸、体重减轻和胸骨后疼痛等表现，严重者可出现消瘦。

（1）吞咽困难：无痛性吞咽困难是最早出现的症状，也是最典型的症状。大部分患者对固体食物吞咽困难，部分患者对流食吞咽困难。起病多较缓慢，但亦可较急。吞咽困难多呈间歇性发作，常由情绪波动、发怒、惊吓，或进食过冷、辛辣等刺激性食物诱发，最终可能发展为持续性的吞咽困难。患者常常可通过改变饮食或调整进食习惯而缓解症状，如细嚼慢咽、喝汤饮水或采用弓背、抬高手臂等动作。

（2）胸痛：表现为性质不一的胸痛，可为闷痛、灼痛、针刺痛、割痛或锥痛。疼痛部位多在胸骨后；也可在胸背部、右侧胸部、右胸骨缘及左季肋部。近40%的患者可出现因进食而非运动导致胸痛加剧的现象。随着病程的延长，吞咽困难逐渐加重，梗阻部位以上食管的进一步扩张，疼痛反而逐渐减轻。

（3）食物反流：随着吞咽困难的加重，食管进一步扩张，许多内容物潴留在食管达数小时或数日之久，在患者体位改变时会反流出来，常发生在仰卧位。由于从食管反流出来的内容物未进入胃，所以没有胃内容物的特点，但可混有大量黏液和唾液。在并发食管炎、食管溃疡时，反流出来的内容物可含有血液。患者常于饭后出现食物反流，且可能导致误吸，从而引起呼吸道症状，如咳嗽、声音嘶哑、吸入性肺炎等。约50%的患者有前胸、上腹部灼热感，可能被误诊为胃食管反流病，特别是在疾病的早期。

（4）体重减轻：体重减轻与吞咽困难影响营养的摄取有关。患者虽然可以采取多种方法以协助吞咽，使食物进入胃部，保证营养摄入，但病程长久者仍可有体重减轻、营养不良和维生素缺乏等表现。

（5）出血和贫血：患者常可有贫血，偶有由食管炎所致的出血。

（6）其他：由于LES压力的增高，患者很少发生呃逆（俗称"打嗝"）。在后期，极度扩张的食管可压迫胸腔内器官，使患者产生干咳、气急、发绀和声音嘶哑等症状。

2. 分型

贲门失弛缓症依照患者的临床症状及检查中的测压结果，主要分为三种类型。

（1）Ⅰ型贲门失弛缓症：在10次吞咽试验中，8次及以上的远端食管内压力高于30cmHg。

（2）Ⅱ型贲门失弛缓症：在10次吞咽试验中，2次左右的远端食管压力高于30cmHg。这是临床上最常见的分型，治疗后患者情况较其他类型患者好。

（3）Ⅲ型贲门失弛缓症：在10次吞咽试验中，至少2次伴有食管收缩症状。

3. 辅助检查

（1）食管造影：贲门失弛缓症患者的食管造影显示食管扩张、食管下端变窄呈"鸟嘴样"改变、食管失蠕动、食管排空障碍等。食管造影可用于评价贲门失弛缓症的后期或终末期改变，如食管扭曲、成角、巨食管等。除了诊断贲门失弛缓症，食管造影还可用于贲门失弛缓症治疗后食管排空功能的客观评价，患者直立位吞咽大口钡剂后测量1分钟、5分钟钡柱的高度，即定时食管造影（Timed barium esophagram，TBE），可以比较客观地反映贲门失弛缓症治疗后的食管排空功能。

（2）上消化道内镜：贲门失弛缓症在上消化道内镜下可表现为大量唾液以及食物的潴留，食管的扩张、扭曲，贲门部紧缩，内镜通过时有阻力。由于贲门部肌肉环增厚，倒镜观察时，贲门部呈玫瑰花结节样形态。此外，食管也可因食物潴留而继发炎症改变。如果内镜通过贲门时阻力较大，一定要排除机械性梗阻。超声内镜有助于排除肿瘤浸润，也可显示LES处环形肌增厚。

（3）食管测压：食管测压是诊断贲门失弛缓症的"金标准"。临床上使用的食管测压技术包括传统的食管测压（压力传感器测压、水灌注式测压）和高分辨食管测压（High resolution manometry，HRM）等。贲门失弛缓症在传统的食管测压中，一方面表现为吞咽时出现LES松弛障碍，伴有LES压力增高，食管腔内压力显著高于胃内压；另一方面，吞咽后食管体部缺少正常的推进性蠕动收缩，从而引起各种蠕动异常，如低幅蠕动、同步收缩等。根据食管体部蠕动波幅大小，传统的食管测压进一步将贲门失弛缓症分为低平型、中间型及强力型。

三、内镜处理方式

贲门失弛缓症是一种慢性、非治愈性的疾病，治疗目标是缓解症状、改善食管排空、预防食管进一步扩张。现行的治疗措施包括药物治疗、内镜治疗、外科手术，主要以降低LES高压力为目的，应根据患者的症状、年龄、合并疾病选择个体化方案。内镜参与的治疗有如下几种方式：

1. 气囊扩张

医生将气囊插入食管和胃之间的贲门，然后充气，目的是扩张LES。该法对大部分患者有效，但有些患者需要进行多次气囊扩张才能改善症状。最常使用的为不透X线的聚乙烯扩张气囊，扩张直径分别为3.0cm、3.5cm及4.0cm，治疗时通过扩张而撕裂内环肌层，降低LES压力，从而缓解症状。气囊扩张治疗可在X线引导下，也可在上消化道内镜引导下进行。

（1）气囊扩张有效的预测因素：气囊扩张直径增加、45岁以上、女性、扩张前食管较窄、扩张后LES压力低于15cmHg以及Ⅱ型贲门失弛缓症。临床研究显示，逐级气囊扩张后症状的有效缓解率为50%～93%，平均随访1.6年，3.0cm、3.5cm和4.0cm扩张气囊的累积有效缓解率分别为74%、86%、90%。大部分患者起始扩张时可采用3.0cm扩张气囊，4～6周评估症状和客观指标，如症状依然存在，可逐级增加气囊直径再次扩张。气囊扩张对于年轻男性效果欠佳，可能与其LES肌层较厚有关，这类患者可选择较大直径的扩张气囊（3.5cm）或肌切开术。气囊扩张也可用于肌切开术后失败的病例，但应采用较大直径的气囊。

（2）气囊扩张相关的并发症：大多数较轻微，包括胸痛、吸入性肺炎、出血、一过性发热、食管血肿、黏膜撕裂等。最重要的并发症为食管穿孔，发生率约1.9%。所以每一个气囊扩张的患者都要有食管穿孔的风险意识和做好外科干预的心理准备，早期发现、及时处理是获得良好结局的关键，如果发生紧急情况需要立即进行急诊手术治疗。气囊扩张后应该进行食管造影以排除食管穿孔。如果出现胸痛或发热要引起警惕。对于小的食管穿孔，可以采用抗生素、肠外营养、内镜下修补、放置支架等保守治疗；但对于较大的食管穿孔或严重纵隔污染者，应进行外科手术修补。大部分食管穿孔发生于首次气囊扩张后。气囊扩张后GERD的发生率为15%～35%，可以通过使用PPI类药物加以控制。

2. 肉毒杆菌毒素注射

注射肉毒杆菌毒素可抑制神经末梢的乙酰胆碱释放，目的是使肌肉松弛，效果可持续数月，少部分人持续数年。肉毒杆菌毒素注射可作为接受更有效治疗措施前的临时缓解措施，也可用于高危患者或有气囊扩张、肌切开术等治疗禁忌证的患者，但有较高复发率。

3. 金属支架置入术

目的是松弛LES，从而使吞咽顺畅。相比气囊扩张，患者的体验更好。

4. 经口内镜下肌切开术

是近几年发展起来的治疗贲门失弛缓症的内镜技术，肌切开长度一般为10cm。医生将内镜经口腔插到咽喉下部，在食管内壁上切一个小口。通过这个小切口探到食管下端的内层肌肉，在那里切另一个小口。目的是切开食管下段的贲门环形肌层，最大限度地恢复食管的功能。近年来该技术在临床迅速普及，已逐渐成为治疗贲门失弛缓症的一线方法。经口内镜下肌切开术对三种亚型的贲门失弛缓症均有较好疗效，手术创伤较小，术后患者很快就能够正常进食，复发较少，反流性食管炎发生率也较低。

5. 贲门肌层切开术（Heller术）

目的是将LES的肌纤维切断，永久地缓解吞咽困难的症状，可经胸或经腹手术，也可在胸腔镜或腹腔镜下完成，术后GERD

是常见的临床问题。最初的Heller术通过切开胸廓将食管远端和LES的内环肌纤维切断，保留黏膜完整，随访1～36年，有效率60%～94%。随着技术的进步，开胸手术逐渐被内镜等微创技术替代。

与气囊扩张治疗一样，随着时间的延长，Heller术的疗效逐渐下降。一项随访研究显示，Heller术后0.5年和6.0年的有效率分别是89%和57%。腹腔镜下Heller术有效的预测因素有：40岁以下、LES静息压＞30mmHg、食管没有扭曲或乙状结肠样扩张、Ⅱ型贲门失弛缓症。对于Ⅰ型和Ⅱ型贲门失弛缓症，Heller术与气囊扩张的疗效没有明显差异，但对于Ⅲ型，Heller术的疗效更优。

吞咽困难复发大多发生于Heller术后1.0～1.5年，可采取气囊扩张或重复Heller术等缓解症状。

第四章　胃、十二指肠溃疡

病例引入1：一名75岁男性患者，十多年前他的上腹就会偶尔在没有什么明显诱因的情况下产生胀痛感，这种胀痛感在餐后半个小时最为明显，持续2～3个小时后逐渐消退。近2周此症状开始加重，且出现了上腹发胀、头晕、恶心等症状。平常生活中大小便均正常，睡眠良好，上腹部压痛，四肢湿冷，脉压变小，并没有发现腹中有包块，但便血较为严重。经诊断，该患者患有胃溃疡合并出血。

病例引入2：一名55岁男性患者，3个月前无明显诱因出现上腹部疼痛、腹胀、恶心、反酸等症状，随即前往医院就诊，内镜检查结果显示他患有十二指肠溃疡并伴有出血，因此住院治疗。

胃溃疡和十二指肠溃疡的病因和临床表现存在许多相似之处，医生在诊断时往往难以区分，所以诊断结果大多为消化性溃疡或胃、十二指肠溃疡。那么，胃、十二指肠溃疡究竟是由何引起的呢，具体的临床表现又有哪些呢？让我们一起来了解一下吧。

一、流行病学特点及危险因素

1. 流行病学特点

消化性溃疡病（Peptic ulcer disease，PUD）指黏膜层的缺损深达黏膜下层，包括胃溃疡（Gastric ulcer，GU）和十二指肠溃疡（Duodenal ulcer，DU）。

PUD与其并发症常在秋冬季节发生，少发生于夏季。同时，PUD的发病率会因地理位置不同而不同。在我国，PUD的地理分布特点为由北向南发病率逐渐升高，2019年的一项流行病学统计显示，PUD发病率较高的地区有北京地区（13.83%）、天津地区（17.03%）、广州地区（19.72%）。

PUD的并发症较多，最常见的为出血，消化性溃疡穿孔则相对较少。近年来，PUD并发症的发病率与之前相比有所降低。

2. 危险因素

PUD的发生主要是因为胃黏膜攻击因子和防御因子的比例失衡，具体因素如下。

（1）胃溃疡：

1）幽门螺杆菌感染。大量研究证明，幽门螺杆菌感染是PUD的主要原因。感染者多患有胃窦和胃底的全胃炎，胃酸分泌增多，容易诱发胃溃疡。

2）药物与饮食因素。长期服用阿司匹林或其他非甾体抗炎药（NSAIDs）的人易患胃溃疡。NSAIDs可以通过抑制前列腺素的合成对黏膜屏障造成损伤。通过动物实验可以发现，NSAIDs在胃微循环中可以促进中性粒细胞的黏附，从而引起NSAIDs的局部损伤。已有研究证实，抑制中性粒细胞的黏附可以减少NSAIDs引起的损伤。另外，长期吸烟、饮酒、饮用浓茶和咖啡也会导致胃溃疡的发生。

3）胃酸和胃蛋白酶自身消化。胃酸是胃溃疡发生的决定性因素。

4）精神因素。急性应激会引起应激性溃疡，长期精神状态不好或情绪波动较大的人也容易患胃溃疡。

5）遗传因素。胃溃疡有时存在遗传倾向，且A型血者比其他血型者更容易患胃溃疡。同时，胃溃疡是一些遗传综合征（如多发性内分泌腺瘤Ⅰ型、系统性肥大细胞增多症等）临床表现的一部分。

6）职业因素。胃溃疡患者似乎在医生、司机等职业中更加多见，推测该病的发生与职业有关。工作过于劳累也会导致本病发生。

7）其他因素。胃运动异常（胃排空延缓导致胃酸分泌增多等）和一些病毒的局部感染也会导致胃溃疡的发生。

（2）十二指肠溃疡：

1）幽门螺杆菌感染。与胃溃疡相同，幽门螺杆菌感染也会导致十二指肠溃疡，10%～20%的幽门螺杆菌感染患者会发生以胃窦为主的胃炎，引起胃酸分泌增加，使十二指肠溃疡的发生风险增加。同时，一些学者认为胃酸分泌增加导致十二指肠的胃酸负载增加，引起的十二指肠球部胃化生会诱发局灶性十二指肠炎，有时会伴生糜烂与溃疡。

2）遗传因素。遗传因素对十二指肠溃疡的易感性起较为重要的作用。经统计，患者家族的发病率往往比正常人群高出2～3倍，O型血者发生十二指肠溃疡的可能性比其他血型者高35%左右。一些遗传综合征与十二指肠溃疡的发生相关，系统性肥大细胞增多症的患者中约有40%患有十二指肠溃疡。

3）胃酸分泌过多。胃酸分泌过多是十二指肠溃疡发生的重要原因。导致胃酸分泌增加的因素主要为胃壁细胞的数量增加，其次是胃壁细胞对胃泌素、组织胺、迷走神经胆碱能途径刺激的敏感性增强。进食也会刺激胃酸分泌，大约60%的患者对食物刺激比较敏感，蛋白质含量高的食物刺激性强于脂肪含量高的食物。

4）十二指肠黏膜防御机制减弱。十二指肠可以通过特异性pH值敏感的受体与酸化反应反馈性地延缓胃排空，从而保持十二指肠内pH值尽可能接近中性，且十二指肠黏膜的存在保证十二指肠不受腔内氢离子和胆盐的损伤。胃排空速度加快、抑制胃酸的作用减弱和造成的黏膜损伤会导致溃疡。

5）其他因素。①NSAIDs会对胃黏膜造成损伤，进而导致十二指肠溃疡。②吸烟会导致胃酸分泌增加，且会使十二指肠内容物反流。

二、临床表现及并发症

1. 胃溃疡

（1）临床表现：

1）疼痛特点。①长期性：溃疡可自行愈合，但愈合后容易复发，因此具有长期反复发作的特点，一般持续6~7年，持续时间较长的甚至可达10~20年。②周期性：中上腹疼痛可持续几天、几周甚至更久，随后以较长的时间缓解，春秋季节多发。③节律性：胃溃疡的疼痛发生较不规律，常于餐后1小时内开始疼痛，在1~2小时后得到缓解。

2）疼痛部位。胃溃疡疼痛的部位多为中上腹部、剑突下及剑突下偏左侧。

3）疼痛性质。多呈钝痛、灼痛、隐痛或胀痛，一般程度较轻可以接受，如果产生持续性剧烈疼痛则提示消化性溃疡穿孔可能。

4）其他症状。部分患者会有恶心、呕吐、反酸、腹泻等症状，或以出血、穿孔等为首发症状。

（2）并发症：

1）上消化道出血。上消化道出血是食管、胃、十二指肠或胰胆等病变引起的出血。NSAIDs的使用是引起出血的重要原因之一。临床表现包括：①呕血和/或黑便，此为上消化道出血的特征性表现。②失血性周围循环衰竭，出血量超过400ml后会引起身体不适，依出血量由小到大，症状依次为贫血、进行性贫血、休克。③氮质血症（血液中尿素氮、肌酐等非蛋白氮含量显著升高并产生不良影响）。④贫血和血象变化。⑤发热。

2）消化性溃疡穿孔。临床上将消化性溃疡穿孔分为三种：

急性、亚急性、慢性，急性消化性溃疡穿孔是胃溃疡最严重的并发症。临床表现包括：①腹痛，从上腹部或穿孔位置扩散至全腹部，甚至可以扩散到肩部，呈刺痛或酸痛感。②休克，如果病情发展为细菌性腹膜炎和肠麻痹，患者会有中毒性休克的现象。③恶心、呕吐，伴有腹胀、便秘等症状。④其他症状，如发热、脉搏较快等。

3）瘢痕性幽门梗阻。瘢痕性幽门梗阻是胃溃疡较为少见的并发症，发病的主要原因是溃疡对黏膜长期反复的侵蚀，修复过程中产生了大量纤维组织，形成了瘢痕狭窄，导致瘢痕性幽门梗阻。临床表现包括：①腹胀、腹痛和由此带来的厌食。②上腹部有移动性包块。③自发性呕吐，随着呕吐次数的增加，患者脱水愈发严重，体重明显下降。④梗阻严重的患者还会有少尿、贫血、低氯性碱中毒等症状。

4）癌变：少数胃溃疡能够发生癌变，发生概率小于1%。当患者存在腹痛加重、原有的腹痛规律发生改变、食欲或体重大幅度降低、大便隐血试验持续阳性、胃镜检查溃疡长久不愈、持续低热、溃疡部位存在异常等情况时，需要考虑溃疡是否发生癌变。判断是否发生癌变的"金标准"是内镜下多点行病理活检。对于已发生癌变的溃疡，根据其症状，采取ESD或外科手术治疗。

2. 十二指肠溃疡

（1）临床表现：

1）疼痛特点。①长期性与周期性的疼痛表现与胃溃疡相似。②节律性：疼痛与饮食节律性有明显的相关性。疼痛常发生与下餐进食之前，进食或服用制酸药物后得到缓解，又称"饥饿痛"。部分十二指肠溃疡患者因夜间胃酸分泌较多，尤其是睡前进食者，会在半夜发生腹痛。

2）疼痛部位。十二指肠溃疡疼痛部位多集中在中上腹部、脐上方及脐上方偏右侧。

3）疼痛性质。常表现为钝痛、灼痛、胀痛或剧痛，也可仅表现为饥饿时隐痛不适，一般程度较轻可以接受，如果产生持续性剧烈疼痛则提示十二指肠溃疡穿孔可能。

4）其他症状。除疼痛外，十二指肠溃疡患者还会出现反酸和泛口水、烧心、肠易激综合征等症状。食欲多保持正常，但会因进食后疼痛发作难以忍受而厌食，进而导致体重减轻。

（2）并发症：

1）出血。主要指消化性溃疡出血，主要见于合并心脑血管疾病的高龄患者，发病隐蔽、症状不明显、出血量较大。NSAIDs的使用是导致消化性溃疡出血的重要原因。

2）十二指肠溃疡穿孔。绝大多数十二指肠溃疡穿孔发生部位在十二指肠球部前壁。详细的临床表现可以参考胃溃疡部分。

3）梗阻。与胃溃疡瘢痕性幽门梗阻基本相同。值得一提的是，十二指肠溃疡所引发的局部痉挛与水肿也会导致患者发生梗阻。

4）十二指肠溃疡一般不会发生癌变。

（3）病理特征：

1）好发部位。十二指肠溃疡多发生在十二指肠球部（十二指肠起始部位2cm以内），前壁最多（约占50%），其次是后壁（约占23%）和下壁（约占22%），上壁最少（约占5%）。

2）溃疡数目。与胃溃疡相同，大多数十二指肠溃疡患者只有单个溃疡，持续时间较久，不随病程的延长而增加。而多发性十二指肠溃疡虽然溃疡数目较多，但通常也不随病程延长而增多。临床上将十二指肠前壁和后壁同时发生溃疡的现象称为吻合溃疡，如果胃和十二指肠同时发生溃疡，则称为复合溃疡。

3）溃疡大小。十二指肠溃疡的病灶长径多小于1cm，大于2cm的巨大十二指肠溃疡多见于老年人。与胃溃疡相同的是，溃疡病灶大小通常不会因病程的延长而增大。

4）溃疡形状。形状多为圆形或卵圆形，偶尔可以见到不规则的长形溃疡。

5）溃疡底部结构。由浅入深可分为4层：①急性炎性渗出物，由坏死的细胞、组织碎片和纤维蛋白样物质组成。②坏死层，由以中性粒细胞为主的非特异性细胞浸润形成。③肉芽组织层，其中包含增生形成的毛细血管、炎性细胞或结缔组织的各种成分。④纤维样或瘢痕组织层，多呈扇形，具有可扩展性，最深可穿过肌层至浆膜层。

三、治疗原则

1. 胃溃疡

分为药物治疗与手术治疗。

（1）药物治疗常遵循以下原则：①使用抑制胃酸分泌的药物，如H_2受体拮抗药、奥美拉唑等。②选用保护胃黏膜的药物，如硫糖铝、甘珀酸（生胃酮）等。③选用根除幽门螺杆菌的药物。

（2）如若因胃溃疡导致上消化道出血，则需立即送往医院就诊并进行手术治疗。

2. 十二指肠溃疡

分为药物治疗和手术治疗。

（1）临床上一般通过药物治疗控制溃疡症状，促进溃疡的愈合，预防病症复发以及避免并发症。常用的药物分为四类：①抑制胃酸分泌药物。②黏膜保护剂。③促胃肠动力药。④根除幽门螺杆菌药物。

（2）如果出现并发症（如十二指肠穿孔、出血、梗阻），则需进行手术治疗。

四、内镜处理方式

1. 内镜检查下胃、十二指肠溃疡的分期

（1）内镜检查下胃溃疡的分期（具体表现见图2-9）：内镜下的胃溃疡大致可以分为三期，即活动期、愈合期以及瘢痕期。

1）活动期。溃疡的基底部覆盖白色或黄白色的厚苔，周围黏膜发生充血、水肿（A1）；或是周边黏膜的充血、水肿开始消退，四周出现由再生上皮导致的红晕（A2）。

2）愈合期。溃疡范围缩小，颜色变浅，厚苔逐渐变薄，四周再生上皮导致的红晕开始向溃疡周围靠拢，黏膜皱襞开始向溃疡集中（H1）；或是再生上皮几乎将溃疡面完全覆盖，黏膜皱襞向溃疡的集中程度更大（H2）。

3）瘢痕期。溃疡基底部的厚苔消失不见，形成红色瘢痕（S1），随着病程的进展，红色瘢痕转变为白色瘢痕（S2）。

（2）内镜检查下十二指肠溃疡的分期（具体表现见图2-10）：内镜下的十二指肠溃疡大致可以分为三期，即急性期、愈合期、瘢痕期。

1）急性期。溃疡面覆盖白色或黄色的厚苔，而且伴有明显的水肿。

2）愈合期。厚苔消失或减少，而且表面变得比较薄，但是仍有少量的糜烂面，溃疡面周围出现充血的现象。

3）瘢痕期。周边基本不会看到明显的充血、水肿，而且表面多处是红色条索状瘢痕。

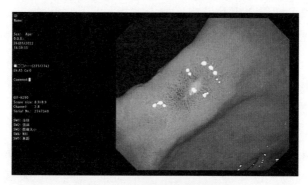

图2-9　胃溃疡内镜下表现

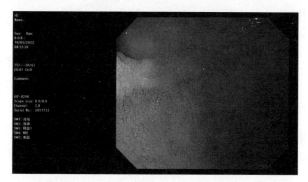

图2-10　十二指肠溃疡内镜下表现

2. 内镜操作相关内容

（1）胃镜操作相关内容：

1）操作方式。在患者已经麻醉的情况下，进镜至十二指肠的球部和降段，然后退镜。在退镜的过程中可以观察到整个上消化道的生理状况并进行诊断。具体操作详见本书第一部分的胃镜相关内容。

2）注意事项。①应做好检查前准备。②如果医生需要取出部分消化道组织进行病理活检，请患者在三天内注意饮食，以免对胃黏膜造成损伤。③检查结束后的短时间内不要用力咳嗽，避免对咽喉部的黏膜造成损伤，也不要进食、进水。具体注意事项详见本书第一部分的胃镜相关内容。

3）风险提示。①胃镜的进出可能会对患者的消化道黏膜造成损伤。②取消化道组织进行病理活检可能会引起患者消化道少量的出血。③胃镜检查可能会加重原有疾病的病情。具体风险详见本书第一部分的胃镜相关内容。

（2）十二指肠镜操作相关内容：

1）操作方式。在患者全身麻醉的情况下从口腔插入十二指肠镜至十二指肠降段，观察沿途组织并诊断。具体操作详见本书第一部分的十二指肠镜相关内容。

2）注意事项。①检查前请务必做好心理准备，以免影响整个检查过程。②检查过程中会有异物感、恶心等，但可以通过用鼻吸气、用嘴缓慢呼气来对呼吸进行调整以缓解此症状。③检查时不要屏住呼吸或向外吐气，甚至自行拔出十二指肠镜，以免损伤黏膜组织或造成消化道出血。具体注意事项详见本书第一部分的十二指肠镜相关内容。

3）风险提示。①十二指肠镜的进出可能会对咽喉部、食管、胃、十二指肠黏膜造成损伤。②检查可能会造成应激性溃疡并出血。③若造成食管、胃、十二指肠穿孔，则需要立即进行手术治疗。具体风险详见本书第一部分的十二指肠镜相关内容。

3. 内镜检查的优势

内镜检查是检查单纯胃、十二指肠溃疡的首选方案，因为其在特异性与敏感性上均优于钡餐造影技术。内镜下如果发现溃疡，可以取溃疡边缘组织进行病理活检（因为癌变容易发生在溃疡的边缘部位），随后可以通过病理学诊断和幽门螺杆菌检测明确溃疡具体的病因，并以此指导溃疡的后续治疗。

4. 内镜在诊断与鉴别诊断方面的应用

（1）胃溃疡的诊断：当规律性的上腹痛与饮食存在相关性，且伴随上腹压痛感时，提示胃溃疡可能，此时可以进行胃镜检查。胃镜检查是诊断胃溃疡最为可靠的方法，它通过直接观察胃黏膜上溃疡部位的病变情况，根据胃镜下影像的形态对胃溃疡进行分期，并可以发现变性或狭窄等异常。同时，通过胃镜，医生可以取黏膜组织进行病理活检，在良、恶性病变的鉴别方面具有重要意义。

（2）十二指肠溃疡的诊断：节律性上腹痛、食物与抗溃疡药物能缓解疼痛等典型症状的存在提示十二指肠溃疡可能，此时可以选择十二指肠镜进行检查。十二指肠镜检查是十二指肠溃疡形态学诊断最可靠的方法，能够针对溃疡的部位、大小、深浅、数量、活动性等特点做出较为明确的诊断。当十二指肠溃疡没有并发症时，患者可以无阳性体征或仅有上腹部轻压痛，如果伴有穿孔、出血、幽门梗阻等并发症，可以检测到相应体征，这些体征对于十二指肠溃疡的诊断有一定帮助。

（3）在鉴别诊断方面的应用：

1）胃癌。胃癌与胃溃疡的鉴别难度很大，非常容易误诊，单独依靠症状、体征和化验检查难以确诊，因此，需要利用内镜、钡餐造影来提高诊断的准确性，通常内镜及病理活检的诊断结果是非常可靠的。

2）Zollinger-Ellison综合征。该病由胃泌素瘤引起，常引起顽固性溃疡并伴有腹泻等症状。其病灶在内镜下表现为不典型部位的多发性溃疡，因此可以通过内镜检查对Zollinger-Ellison综合征进行精准的鉴别诊断。

3）功能性消化不良。功能性消化不良的临床症状包括腹部不适、腹痛、腹胀、反酸、烧心等，且反复发作，因此若只根据临床表现进行诊断，则易与胃、十二指肠溃疡混淆。进行内镜检查或在消化道进行钡餐造影可以大大提高鉴别的精准度。

5. 内镜技术在胃、十二指肠溃疡中的作用

在胃、十二指肠溃疡的诊断与治疗中，内镜技术发挥了十分全面的作用。

首先，内镜技术在特异性与敏感性上均优于钡餐造影技术，体现了极大的优势。同时，在内镜下医生可以取溃疡边缘组织进行病理活检，通过病理学诊断和幽门螺杆菌检测明确溃疡具体的病因，并以此指导后续治疗。

其次，内镜技术在相关疾病的诊断与鉴别中也体现了较强的精准度，可以准确鉴别胃癌、Zollinger-Ellison综合征、功能性消化不良等疾病，有助于疾病的后续治疗。

最后，内镜技术还能用于治疗消化性溃疡出血。在初步止血和再出血方面，内镜治疗优于药物治疗，降低了病死率和手术次数，减少创伤的发生。并且在内镜治疗之后，医生还能够通过内镜检查对治疗效果进行检验，提高了整套方案治疗成功的可能性。

第五章 胃 癌

病例引入：一位58岁的中年男性患者，20年前，油腻饮食后出现了左上腹部的不适，随后自行断续服用胃蛋白酶治疗。他的病程反复持续5年后好转。而15年前该名患者再次出现进食后左上腹部胀痛不适，前往当地社区卫生中心就诊，查出幽门螺杆菌感染。但他没有遵循医嘱足量服用抗生素，症状反复未见好转。5天前患者前往当地医院进行无痛电子胃镜检查，诊断为慢性萎缩性胃炎伴肠化。

胃癌（Gastric cancer）或胃腺癌（Gastric adenocarcinoma）是发生在胃黏膜上皮的恶性肿瘤，几乎所有胃的恶性肿瘤都是胃癌。

一、流行病学特点、危险因素和癌前变化

1. 流行病学特点和危险因素

（1）流行病学特点：胃癌是世界上常见的恶性肿瘤之一，2022年美国国立综合癌症网站（National Comprehensive Cancer Network, NCCN）指南表明，胃癌是全球癌症相关死亡的第三大原因。在全球范围内，2020年有100多万例胃癌病例，导致76.8万多人死亡，使胃癌成为世界上第五大最常诊断出的癌症和第三大癌症相关死亡原因。胃癌发病率的下降和卫生条件、食物贮存条件的改善以及一些高危因素（如幽门螺杆菌感染）的预防和根

除有明确的相关性。

胃癌的发病率在地区上有明显的差异。日本、中国、韩国、俄罗斯、南美和东欧等地是胃癌的高发地区，而北美、西欧、澳大利亚、新西兰和非洲一些地区为低发地区。2014年世界卫生组织癌症报告显示不同地区的发病率可相差10倍以上。2015年的流行病学调查也显示我国发病率存在明显的地区差异。

在发病年龄方面，55~70岁为高发年龄段。同时，胃癌的发病率与性别也有关系，胃癌患者中男女比例约为2∶1。

2020年《柳叶刀》的一份研究表明，20世纪70年代，胃癌的发病率和病死率位居所有肿瘤发病率和病死率之首。20世纪80年代以来，胃癌的发病率呈缓慢下降的趋势。尽管胃癌的发病率正在下降，但全球范围内胃癌的5年生存率仍然很低。我国相关机构的数据显示，1992年前胃癌是所有恶性肿瘤中病死率最高的疾病，2004年变成第三位，病死率由原先的25.16/10万下降至24.71/10万。但2012年世界卫生组织数据显示，我国新发胃癌病例数和胃癌死亡病例数分别约占全球总数的42.6%和45.0%。据国家癌症中心报告，2015年我国新发胃癌67.9万例，死亡49.8万例，其发病率和病死率仍高居恶性肿瘤的第二位。由此可见，目前胃癌的诊治和预防仍是我国肿瘤诊治和预防的重点。

近些年来，随着内镜技术的飞速发展和进步，早期胃癌在诊断和治疗方面也取得了明显的进步。

（2）危险因素：胃癌按照Lauren分型可以分为肠型胃癌和弥漫性胃癌。肠型胃癌与慢性萎缩性胃炎、肠化的发生有关，这一类胃癌的发生与环境、饮食及某些高危因素有一定相关性，是胃癌高发地区中常见的类型。近年来，随着对胃癌高危因素认识的加深以及有效的控制，此型胃癌的发病率出现了一定的下降趋势。而弥漫性胃癌则没有胃黏膜萎缩的背景，与遗传变异有一定相关性，低分化腺癌和印戒细胞癌都属于此型，多见于年轻女性，容易出现淋巴结转移和远处转移，预后较差。

2. 癌前变化

正常胃黏膜上皮很少发生胃癌，大多在原有病情的基础上先出现癌前变化（Precancerous changes）。1978年世界卫生组织专家会议将胃癌的癌前变化分为癌前病变（Precancerous lesion）和癌前状态（Precancerous condition）两类。

（1）癌前病变指一类易发生胃癌的胃黏膜的组织形态发生变化，即异型增生（Dysplasia）或上皮内瘤变。

（2）癌前状态指一些胃癌危险性明显增加的临床情况，包括：①萎缩性胃炎（可能伴有肠化和恶性贫血），中、重度萎缩性胃炎的胃癌年发生概率约为0.5%。②慢性胃溃疡：溃疡边缘黏膜反复损伤再修复，增加细胞恶变机会。③残胃：指胃经过良性疾病手术后。恶变一般在术后15～20年才发生，与低胃酸、胆汁反流等因素有关，Billroth Ⅱ式术后的风险较Ⅰ式高。④胃息肉：增生性或炎症性胃息肉恶变率很低，仅有1%；腺瘤性息肉恶变率达到40%～70%，直径大于2cm的息肉恶变率更高。

二、临床表现

1. 早期胃癌症状

80%以上的早期胃癌没有症状。部分患者可能会有上腹部疼痛或者不适、早饱、食欲减退等缺乏特异性的症状。早饱指患者虽然会有饥饿感，但只要稍微吃一点食物就会感觉饱胀不适。早期胃癌无明显体征。

2. 进展期胃癌症状

进展期胃癌的常见症状有上腹部疼痛或者不适、早饱、反酸、呃逆、食欲减退、身体消瘦等。胃癌发生并发症或者转移时，发生在不同位置的胃癌有不同的症状。贲门癌会出现吞咽困难；胃窦癌会引起胃出口梗阻，产生呕吐；溃疡型癌出血会引起黑便或者呕血的症状；腹膜转移产生腹水时会有腹胀的症状。

部分进展期胃癌可无明显体征。体征主要有上腹肿块及远处转移出现的肝大、腹水、直肠前窝肿块和卵巢肿块、左腋前淋巴结肿大和脐周小结等。少数胃癌可有副肿瘤综合征，包括血栓性静脉炎、黑棘皮病、皮肌炎等，有时这些症状可出现于胃癌被察觉之前。

三、内镜处理方式

1. 内镜检查

无明显消化道不适或仅有轻度不适的患者进行内镜检查是发现胃癌的主要途径。内镜检查结合黏膜活检是目前最可靠的诊断手段。绝大多数的胃癌通过内镜检查和黏膜活检都可以得到诊断，但是极小部分胃癌，尤其是小胃癌或者微小胃癌可能会被漏诊。为了提高诊断正确性，需注意以下几点：①充分暴露胃黏膜，做到观察无盲区。②对于可疑病灶应进行多点活检。③对于小病灶来说，进行胃镜下黏膜染色（色素内镜）、放大内镜或共聚焦显微镜等检查有助于指导活检。④对有可疑病灶的患者加强随访。

早期胃癌表现为小的息肉状隆起或凹陷，有时也呈平坦状，黏膜粗糙、容易出血，在内镜下容易被忽略。而进展期胃癌表面经常凹凸不平、糜烂，活检时容易出血，有很大的溃疡。

内镜下早期及中晚期胃癌表现见图2-11、图2-12。

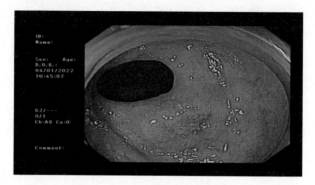

图2-11　早期胃癌内镜下表现

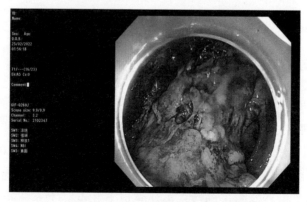

图2-12　中晚期胃癌内镜下表现

2. 胃癌术前的TNM分期

胃癌术前的TNM分期对治疗方法的选择有重要意义。内镜超声检查（EUS）可提供胃癌术前的局部分期；CT主要用于评估远处转移（肝、腹膜后淋巴结等）；PET/CT对显示淋巴结转移的准确性较高。一般认为经内镜检查和黏膜活检做出胃癌诊断后，

应进行CT扫描以排除癌细胞远处转移，如未发现远处转移，则应进行内镜超声检查。如果无明显远处转移，病变亦未侵及邻近器官，内镜下微创手术或外科手术是合适的治疗手段。

3. 内镜治疗

（1）内镜治疗方法：内镜下黏膜切除术(EMR)和内镜下黏膜剥离术（ESD）可以切除病变组织，一般病变组织较大时推荐使用ESD。EMR和ESD的具体操作可见本书第二部分食管癌的相关内容。

（2）内镜治疗适用人群：

1）早期胃癌在没有淋巴转移时，可以采取内镜治疗。ESD一次可以完整切除较大范围的病变组织。EMR或ESD适用的范围为中分化或高分化、没有溃疡、直径小于20mm和无淋巴结转移的黏膜内癌。

2）对于不能手术的贲门癌或者幽门区癌所导致的贲门梗阻或幽门梗阻，可以通过在内镜下扩张、放置内支架来解除梗阻，但也只能暂时地改善生活质量。

无论采用哪种方法，以上都属于内镜下微创手术，只要胃部发生病变的组织符合内镜治疗所适用的范围，患者就可以不用通过开腹等大手术而获得和大手术同样的疗效，具有恢复快、创伤小等特点。

（3）内镜治疗注意事项：

1）手术后需要注意禁食，一般建议禁食24小时，随后根据情况改为流质饮食1~3天，再逐步过渡到正常饮食。同时，患者要避免坚硬或有黏性的食物，少食多餐，避免刺激性食物。

2）术后2周内不宜进行剧烈活动，因为消化道的管壁进行黏膜切除之后会变薄，形成人工溃疡，需要一定时间愈合，此时应避免出血及穿孔。

（4）内镜治疗并发症：出血、穿孔和狭窄是内镜治疗胃癌主要的并发症。

1）出血。对于少量渗血和小血管出血，医生一般会采用电凝处理或用药物冲洗创面。而对于较大创面的出血，医生一般会采用烧灼处理或用止血夹夹闭血管止血。一旦血管破裂且短时间出血量过多，医生会终止手术操作，止血失败可能也需要进行外科手术修补。

出现内镜治疗术后出血且需要再次行内镜下止血的情况，出血时会有以下症状：①有黑便、呕血、头晕等症状。②内镜治疗前后出现血红蛋白下降＞20g/L。③内镜治疗前后血压下降＞20mmHg或心率增加＞20次/分钟。④内镜检查显示ESD后溃疡出血。出现两项以上上述症状的可以判断出血。

2）穿孔。病变组织长径超过20mm、病变位于胃腔上1/3和术中过度电凝止血都是发生穿孔的危险因素。穿孔一般在手术过程中能及时发现，医生会在内镜下及时用金属夹夹闭穿孔，多可成功封闭，一旦修复不成功，会立刻告知家属通过外科手术修补。

手术后发生穿孔可能是由大范围肌层剥脱引起，若内镜下封闭失败或合并严重腹膜炎，应及时进行外科干预。

3）狭窄。对于贲门或幽门区发生的病变，切除范围超过3/4环周时可能出现狭窄等并发症，主要治疗方法是内镜下气囊扩张和激素治疗。

任何时候内镜治疗前都不能保证治疗过程中不会出现出血、穿孔或狭窄。因此患者本人及家属要有一定的思想准备并签署手术知情同意书。

第六章　胆总管结石

病例引入：一名45岁的中年男士两周前吃了油腻食物后，感觉右上腹出现胀痛。一段时间后，该症状也没有得到缓解。与此同时，该名男士自觉出现了发热的症状，于是在家自行测量了体温，温度高达38.8℃。在这样的情况下，他当即选择前往医院急诊科就诊。初步检查后发现，该名男士的脉搏及呼吸频率均高于正常水平，且体温最高达39.3℃。进一步检查发现，血液中的白细胞计数，尤其是中性粒细胞计数有所上升，这提示他的体内可能发生了感染。同时，血清总胆红素水平（主要是直接胆红素）也出现了升高，怀疑可能是肝胆系统出现了问题。于是，他在医生建议下接受了腹部增强CT。结果显示，胆总管中出现多个高密度影。

胆总管结石是常见的消化系统疾病，医生根据胆总管内结石的来源将其分为原发性胆总管内结石和继发性胆总管内结石两大类。原发性胆总管结石指结石形成于胆总管；而继发性胆总管结石指结石首先形成于胆囊或肝内的胆管，随后才被排入并滞留在胆总管中。但无论是哪种来源的胆总管结石，都会导致许多健康问题，比如感染、疼痛和黄疸，长期不治疗还可能损伤肝功能、诱发急性胰腺炎等。因此，胆总管结石患者应尽快入院接受检查和治疗。临床上治疗胆总管结石的方法非常多样，随着医疗技术的不断发展和更新，内镜治疗已成为当下胆总管结石的主要治疗方式。

一、流行病学特点及危险因素

1. 流行病学特点

胆总管结石的发病呈地区性分布，并且与性别及年龄息息相关，具体关系如下。

（1）地区：原发性胆总管结石在亚洲地区较为常见，而继发性胆总管结石多见于西方发达国家。

20世纪50年代，我国的原发性胆总管结石约占胆总管结石的50%。近几十年来随着我国人民生活水平及卫生条件的提高，我国的胆总管结石构成比出现了明显的变化：原发性胆总管结石占胆总管结石的比例下降到10%左右，继发性胆总管结石占胆总管结石的比例逐渐上升。同时，我国幅员辽阔、人口众多，各地区的地理环境、饮食习惯及卫生条件不同，胆总管结石的发病率存在较大差异。总体来说，我国胆总管结石的发病率存在西南地区高于东部沿海地区、农村高于城市的特征。这样的差异可能与细菌及寄生虫感染的风险不同有关。

（2）性别：胆总管结石患者中女性明显多于男性，这与女性身体中含有较高水平的雌激素有关。雌激素可以增加胆固醇的分泌量，降低胆汁酸和磷脂的分泌量，导致胆汁和血液中胆固醇的含量增加，增加胆固醇沉淀形成结石的可能。雌激素还可以影响胆囊排泄胆汁的功能，引起胆汁淤积，增加胆总管结石形成风险。绝经后服用雌激素，会增加胆总管结石的发病率。

（3）年龄：随着年龄的增长，胆总管结石的发病率逐渐上升。

2. 危险因素

胆总管结石可能由多种因素诱发，较为常见的危险因素包括遗传因素、年龄增长、不良生活习惯、胆道感染、胆汁淤积、胆道蛔虫、胃肠道结构和功能异常、甲状腺功能异常及特殊药物服用等。这些危险因素造成的胆管内慢性炎症和胆汁排泄障碍是胆总管结石形成的重要因素。

（1）遗传因素：胆总管结石的发病具有一定的家族聚集性，直系亲属（如父母、子女）中如有胆总管结石患者，自身患胆总管结石的概率就会相对升高。

（2）年龄增长：老年人的胆总管结石发病率较高，这可能是因为随着年龄的增长，机体代谢能力降低，导致体内的胆固醇无法及时清除，从而引起胆固醇沉淀形成结石。对于女性来说，围绝经期及绝经后卵巢功能减退会引起机体的内分泌功能发生改变。这种改变可能引起机体代谢紊乱，使其对脂肪或葡萄糖等能量的代谢能力下降，导致血脂增高、脂肪堆积，使得血液中胆固醇水平升高，增加胆总管结石的发病率。因此，积极防治高胆固醇血症是预防老年人胆总管结石的重要措施。此外，相较于年轻人，老年人的胆囊及胆管腔会变得更加松弛、神经感觉功能更加迟钝，胆总管结石一般不会引起胆绞痛等典型症状，故容易误诊或漏诊。在这样的情况下，定期体检（如B超检查）十分必要。

（3）不良生活习惯：胆总管结石的发生与日常饮食、体育锻炼等生活习惯有紧密联系。相关的危险因素包括：①缺乏运动。②长期高糖、高脂及低蛋白饮食。③饮酒史。④早餐不规律。这些不良的生活习惯在无形中增加了机体每天的脂肪和胆固醇摄入量，加速了胆固醇的沉积，降低了胆汁酸的分泌量，促进了胆总管结石的形成。所以若能做好日常的保健工作，如避免吃高糖高脂的食物等，则可以降低胆总管结石的发病率。此外，定期体检也非常重要，有助于疾病的早诊断、早治疗和早恢复。

（4）胆道感染：胆道感染是胆总管结石常见的危险因素之一。在正常情况下，胆道内是无菌的，而存在胆总管结石的胆道内常常出现大肠埃希菌、肠球菌等细菌的混合感染。这些细菌可以从肠道中经十二指肠乳头（十二指肠壁上的圆形隆起，为胆总管末端和胰管末端的共同开口，胆汁和胰液经此口排入肠腔中）、血液等途径进入胆道。胆道感染常引起胆道狭窄和梗阻，使胆汁淤积在胆管，不仅会增加胆总管结石的形成风险，还会加重胆道感染，形成恶性循环。因此，胆道感染也需要尽早治疗。

（5）胆汁淤积：胆汁淤积即胆汁排泄不畅，滞留在胆道中，有利于细菌的大量繁殖，其代谢产物的沉淀易引发结石。以下因素可能导致胆汁淤积：①胆道畸形。②胆管囊肿。③肝血管压迫胆总管等。

（6）胆道蛔虫：胆道中的蛔虫部分死亡后停留于胆道中，有的还会排出虫卵，形成结石的核心载体，随后被胆汁中的沉淀物层层包裹，形成胆总管结石。有时，虽然虫体已被成功排出，但其引起的胆道感染仍然存在，也可能诱导形成胆总管结石。

（7）胃肠道结构和功能异常：肝胰壶腹括约肌（Oddi括约肌）功能障碍、十二指肠乳头旁憩室及肠道功能异常（如胃肠蠕动过慢）会阻碍胆汁从胆管排泄到十二指肠，引起胆汁淤积、胆道感染等，诱导胆总管结石形成。

（8）甲状腺功能异常：甲状腺功能减退的患者，其甲状腺激素分泌不足而垂体分泌的促甲状腺激素（TSH）水平升高，导致肝细胞中将胆固醇转化为胆汁酸的酶活性降低。于是，该类患者的胆汁中胆固醇浓度升高而胆汁酸浓度下降，这些因素均不利于胆固醇的溶解，可诱发胆固醇沉淀形成结石。

（9）特殊药物服用：①某些降脂药物可能增加胆汁中胆固

醇含量，诱发胆总管结石。②长期服用雌激素或避孕药，会降低胆汁酸分泌量、增加胆固醇分泌量，并损害胆囊排泄胆汁的功能，诱发胆总管结石。③生长抑素可抑制胆囊的收缩作用，影响胆汁的排泄，长期使用可诱发胆总管结石。

二、临床表现

胆总管结石的临床表现主要取决于它是否引起了胆道梗阻（胆汁淤积于胆道）和胆道感染。因此，胆总管结石不一定产生明显的临床症状，有些患者只会觉得上腹有轻微的胀痛和不适感，并无其他异常。这部分患者的结石往往只有在体检时才会被发现。

然而，当结石造成了胆道梗阻，继而引发炎症时，患者往往会经历反复发作的腹部疼痛、寒战和高热、黄疸，这在临床上被称为Charcot三联征。当病情较为严重时，患者还可能出现休克或精神方面的异常，如烦躁、昏睡等。

1. 腹部疼痛

当胆总管结石由于外界的刺激而下移，并卡在胆总管末端时，患者常常感到右上腹有阵发的绞痛。若未得到及时治疗，这类疼痛间隔的时间可能会缩短，甚至演变为持续性的疼痛。在有些情况下，患者右上腹的疼痛还会向右肩部放射，并伴有恶心、呕吐、腹泻和腹胀等症状，使患者难以进食或不能进食。

2. 寒战和高热

临床上，大约有2/3的患者会在腹部疼痛后经历反复交替的寒战和高热，体温有时会高达40℃。这样的症状大多是由感染引起的。胆总管结石造成胆道梗阻后，容易引起胆道感染。当胆管中的压力由于胆道梗阻加剧而升高时，感染可能会逆行扩散，使得胆管内的细菌和有毒物质进入肝脏和血液，造成全身范围的感染，从而引起交替发作的寒战和高热。

3. 黄疸

若胆总管结石一直卡在肝总管壶腹部，会导致胆汁排泄受阻，使胆管内压力升高、胆管扩张。部分微小胆管破裂，导致胆汁反流到血液中，引起血中胆红素升高，患者就会出现黄疸。相关症状包括：

（1）尿液、巩膜和皮肤等依次出现黄染，同时还可能伴有皮肤瘙痒。

（2）粪便颜色变浅，甚至呈陶土样。

若胆总管结石由于所处部位胆管扩张等原因而松动上浮，或是较小的结石经胆总管末端进入十二指肠，可在一定程度上缓解以上症状，这时黄疸将呈间歇性发作。

三、并发症

若没有及时采取合理的治疗手段，导致胆道梗阻时间过长，还可能诱发各种严重的并发症，有时甚至可能危及生命。这些并发症包括急性胰腺炎、急性重症胆管炎、胆道出血、胆汁性肝硬化和门静脉高压症等。

1. 急性胰腺炎

胆总管末端与胰管末端相通，两者最后共同开口于十二指肠乳头。若胆总管结石卡在胆总管末端或在迁移时刺激到十二指肠乳头括约肌，导致其收缩痉挛，就可能引起胰液引流不畅、反流，甚至激活胰酶（如胰淀粉酶及胰脂肪酶等），诱发急性胰腺炎，有时可能会危及生命。

（1）相关症状：①上腹部疼痛。②皮肤及巩膜可能出现黄染。

（2）诊断依据：①血、尿中胰淀粉酶及胰脂肪酶水平升高。②腹部CT或腹部彩超明确诊断。

2. 急性重症胆管炎

又称急性梗阻性化脓性胆管炎，指胆管内发生了严重的梗阻，同时出现全身性的化脓感染。它是胆总管结石主要的致死原因之一，有发病快、病情重、发展迅速等特点。

（1）相关症状：①右上腹部疼痛、畏寒、发热、黄疸，同时伴有恶心、呕吐等消化道症状。②精神异常，如烦躁不安、昏睡等。③脉搏加快（120次/分钟以上）、血压下降、休克。④胆囊肿大、触痛、肠胀气明显等。

（2）诊断依据：①影像学检查可确诊胆总管结石。②血液学检查、细菌培养等可确诊胆道感染，同时伴有全身的脓毒症状。

3. 胆道出血

胆道梗阻及胆道化脓性感染常常导致邻近的胆管黏膜发生溃疡，即局部组织的缺损和溃烂。情况较为严重时，溃疡可能侵蚀周围的血管，导致胆道出血。

（1）相关症状：①突然发作的右上腹绞痛。②呕血或便血。③周期性发作的黄疸，每次发作间隙为5～14天。

（2）诊断依据：①通过影像学检查判断是否出血及出血的具体位置。②进行肝动脉造影或栓塞术来诊断和治疗胆道出血。

4. 胆汁性肝硬化和门静脉高压症

若胆总管结石长期不治疗，导致胆道内部的梗阻和感染相关症状无法得到缓解，就可能因胆汁淤积的持续加重而引起胆汁性肝硬化和门静脉高压症。同时，由于肝脏是人体最大的代谢器官，其功能受损还会引起全身其他器官的功能损伤，导致凝血障碍、肾功能损伤、低蛋白血症等多种并发症的发生。

（1）相关症状：①疲乏感，伴有皮肤瘙痒。②持续性黄疸及频繁发作的胆管炎。③肝脾肿大，食管–胃底静脉曲张，有时会出现呕血、意识障碍等症状。④营养代谢障碍，导致骨质疏松、夜盲等。

（2）诊断依据：①抽血检查，判断肝脏功能是否异常。②肝压力梯度测量，判断是否存在门静脉高压。③影像学检查，判断是否存在血管增粗、脾静脉血流增加等症状。④必要时可进行肝穿刺活检。

四、临床诊断

医生可以根据患者的既往病史、症状及相关的辅助检查，如实验室检查和影像学检查等，明确诊断胆总管结石。同时，医生还可以通过这些检查评估：①结石的数量、大小、形状和位置。②是否有胆管形态异常，如狭窄等。③患者的肝功能、全身状态，以及是否耐受后续的治疗等情况，从而为患者制订最为合适的治疗方案。

1. 实验室检查

（1）检查项目：主要包括肝功能检查和尿常规检查。

（2）目的：帮助医生判断胆总管结石发病的严重程度及其对全身其他脏器的影响，具体可以检查：

1）肝脏功能是否异常及其异常程度。

2）胆道是否发生梗阻。

3）是否有感染及其严重程度。

4）是否有黄疸及其严重程度。

（3）诊断胆总管结石的具体指标：

1）谷丙转氨酶（ALT）和谷草转氨酶（AST）水平升高，提示肝功能异常。

2）血清总胆红素水平升高，且以直接胆红素水平升高为主，提示可能存在肝功能异常或胆道梗阻。

3）尿胆红素、尿胆原水平下降或消失，提示可能存在胆总管结石。

4）碱性磷酸酶（ALP或AKP）和 γ–谷氨酰转肽酶（ γ–GT）水平升高，提示可能存在胆汁淤积。

5）白细胞计数及中性粒细胞计数升高，提示身体内部可能存在感染。

2. 影像学检查

（1）腹部超声检查（Ultrasound scanning，US）：是临床上用于诊断胆总管结石的首选方法，具有操作简单、安全可靠、经济实惠的特点。胆总管结石的诊断依据包括：①肝内外胆管扩张。②胆囊扩张。③胆总管内有结石。

US可能受到来自消化道气体和腹壁脂肪的干扰，同时医生的技术水平可能在一定程度上影响诊断的准确性。尤其是对于胆总管下端的结石或卡在乳头处的结石，漏诊率较高。诊断困难时，医生常建议患者接受更高精度的检查，以进一步明确诊断。

（2）磁共振胰胆管成像（Magnetic resonance cholangio-pancreatography，MRCP）：是一种非介入性的胰胆管成像技术，在不使用造影剂的基础上，通过图像重建技术获得高质量的胆道系统结构。这项技术可用于精确诊断胆总管结石，并清晰地显示胆总管结石的分布、大小和数量。

目前，MRCP在高精度诊断胆总管结石的领域中占主导地位，它的优点包括：①安全无创。②具有对肝内胆管的成像能力。③适用于因胃或十二指肠结构异常而无法进行内镜检查的患者。但MRCP也存在一定的局限性，比如其对微小病变（如胆总管下端结石及微小、泥沙样结石）的诊断能力稍弱于有创的内镜检查，以及不适用于体内存在金属制品（如金属夹、机械心脏瓣膜、心脏起搏器）、患有幽闭恐惧症和严重肥胖的患者。

（3）超声内镜检查（Endoscopic ultrasonography，EUS）：通过将微型的超声探头安装在内镜的顶端，医生可以在直接观察患者消化道的同时进行实时超声扫描，获得胃肠道和邻近脏器的超声图像，提高诊断的效率。由于胆道与十二指肠仅有一壁之隔，当医生将超声内镜紧紧贴附在十二指肠壁进行扫描时，可以得到胆管全长的清晰影像。因此，EUS可显示胆总管结石的分布、大小与数量。

EUS属于有创检查，其安全性不如MRCP，但它也有优于MPCP的地方，如体内安装金属夹、机械心脏瓣膜、心脏起搏器的患者，患有幽闭恐惧症和严重肥胖的患者可以接受EUS。此外，由于EUS可以近距离检查胆管，有效避免了消化道气体对传统超声检查准确度的影响，因此它在诊断微小病变方面具有明显的优势。

对大多数患者来说，可以根据医生的建议以及个人接受度等因素来决定是接受MRCP还是接受EUS；少数患者可能需要同时接受两种检查，以提高诊断的准确度。

（4）腹部增强CT：CT不属于检测胆总管结石的常规手段，

因为当结石较小或密度与胆汁相似时，CT的诊断准确性会明显降低。但CT也并非完全无用武之地，它在鉴别胆总管结石和胆道恶性肿瘤方面具有重要作用。但应注意，CT检查过程中会产生较多的放射线，可能对患者的身体造成潜在危害。

（5）其他影像学检查：

1）内镜下逆行胰胆管造影术（Endoscopic retrograde cholangio pancreatography，ERCP）曾经是诊断胆总管结石的"金标准"，可通过十二指肠镜向胆管内注入造影剂，直接显示胰胆管结构，辅助医生诊断胆总管结石、胆道梗阻等疾病。胆总管结石在ERCP中表现为透亮负影，但胆管内造影剂注入量不足或过多时，可能会遗漏部分胆总管结石。由于ERCP费用较高，且具有一定的创伤性，术后可能发生胰腺炎、穿孔、出血等并发症，随着MRCP等无创技术的出现，现在临床上一般不单纯用ERCP诊断胆总管结石。其在治疗胆总管结石中的应用将在后面详细介绍。

2）经皮经肝胆道造影术（Percutaneous transhepatic cholangiography，PTC）能清晰显示胆总管结石的大小、数量及分布情况。但同ERCP一样，也属于有创操作，可用于胆总管结石合并胆管炎的治疗，一般不单纯用于诊断。

3）胆管腔内超声（Intraductal ultrasonography，IDUS）常常与ERCP同时使用，可有效诊断胆道内的微小、泥沙样结石，同时可避免使用X线造影，具有一定的临床使用价值。

4）术中胆管造影（Intraoperation cholangiography，IOC）用于手术中诊断胆总管结石，即在实施腹腔镜胆囊切除术时通过胆囊管对胆总管进行造影，检查胆道内是否存在结石。若有结石，可直接进行治疗。但这项技术需要同时使用腹腔镜和胆道镜，对设备及医生的技术水平要求较高。

五、内镜处理方式

1. 治疗性ERCP临床应用及禁忌证

（1）治疗性ERCP临床应用：随着MRCP等影像技术的出现，单纯的诊断性ERCP被逐步取代。目前，ERCP更多作为内镜下治疗各种胰、胆疾病的基础技术而得到广泛的应用，医生可以通过ERCP在内镜下开展胆总管结石取石术、胆道支架引流术等多种手术，具有微创、手术时间短、住院时间短以及并发症较少等优点。ERCP治疗示意图见图2-13。

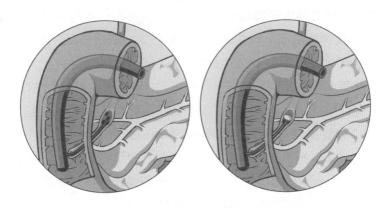

图2-13　ERCP治疗示意图

（2）ERCP禁忌证：ERCP虽然属于微创手术，但仍然会对身体造成一定创伤。因此，以下患者不能或应谨慎接受ERCP的诊治。

1）因严重心肺功能不全而不能接受内镜检查的患者。

2）对碘过敏的患者。过去，由于造影剂中含有碘，在临床上接受ERCP诊治的患者需要做碘过敏试验。但随着内镜技术和医疗水平的进步，医生在进行ERCP时，可以基本保证造影剂只进入胆道系统，而不进入血液，因而难以引起过敏反应。同时，临床上已出现了非离子型造影剂（不含碘），碘过敏患者现在也可以接受ERCP诊治，但应提前告知风险并做好急救准备，在有条件的医院，建议改用非离子型造影剂。

3）因上消化道梗阻而无法插入内镜的患者。如果该类患者确实需要进行ERCP诊治，可以先在内镜下扩张狭窄的部位，然后进行ERCP。

4）非结石嵌顿性急性胰腺炎或慢性胰腺炎急性发作期的患者。若患者的急性胰腺炎是由于结石卡在胆总管内引起的，则可以接受ERCP诊治。

2. 内镜治疗胆总管结石具体策略

在内镜下治疗胆总管结石时，医生首先会开展ERCP，对胆总管进行造影，以评估手术的可行性。然后根据实际情况采用较适宜的手术方式，打通一条进入胆总管取石的通道。此后，利用相关工具即可将结石取出。如果遇到胆总管结石无法取尽或难以取出的情况，还可以采用其他方式进行碎石和引流。引流的目的是缓解未取尽结石造成的胆道梗阻症状、防止感染。

（1）开展ERCP：医生将十二指肠镜从患者的口腔插入十二指肠，找到十二指肠乳头后，再经十二指肠镜的活检孔道将造影管插入十二指肠乳头开口处。当医生将造影剂注入造影管后，即可对胆管内部进行造影摄像，确定结石的具体位置和大小等，并对后续的取石操作做出可行性评估。ERCP治疗见图2-14。

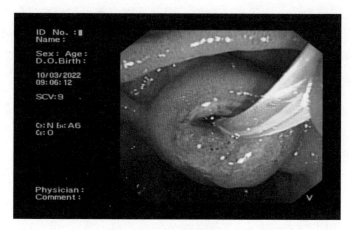

图2-14 ERCP治疗

（2）常见手术方式：

1）内镜下乳头括约肌切开术（Endoscopic sphincterotomy, EST）。医生可以利用高频电刀，以"拉链式"快速切开的方法，沿着胆道的轴线方向切开十二指肠乳头括约肌以及胆总管末端的一部分，使后续的治疗器械能够进入胆总管并完成相应操作。一般来说，切口的长度取决于结石的大小以及胆总管末端膨大部的长度。该方法适合取出直径小于1cm的胆总管结石。

2）内镜下乳头气囊扩张术（Endoscopic papillary balloon dilation, EPBD）。医生可以利用专门的扩张气囊将十二指肠乳头括约肌扩大，以打开十二指肠到胆总管的通路，方便治疗器械的进出。EPBD气囊的直径一般为6~8mm。在实际操作时，通常选用与患者结石大小相仿、但又不大于胆总管末端直径的气囊。EPBD可以代替EST来创建取石通道，具有对括约肌功能损伤小、操作相对简单、术后出血等并发症风险小等优点，适合年轻、凝血功能差、乳头括约肌切开困难、胆囊未切除的患者。但行使EPBD后可能增加术后胰腺炎发生的风险。

3）内镜下乳头大球囊扩张术（Endoscopic papillary large balloon dilation，EPLBD）。其基本原理及操作与EPBD大致相同，但使用的是直径为12～20mm的大球囊。该技术可以单独应用，但大多数时候是在EST后运用，即先切开一小部分十二指肠乳头括约肌，再进行大球囊扩张，这有利于结石的成功取出。EPLBD与EST相比，结石的清除率较低，还可能导致胆道括约肌撕裂，从而引起严重的出血和穿孔等并发症。但当患者有凝血功能障碍、乳头括约肌周围结构改变，以及结石较小（直径<8mm）时，可首选EPLBD作为取石的手术方式。

（3）常见取石工具及意外的应急对策：

1）取石工具。可以利用专门的取石网篮或气囊将结石从胆总管中取出。医生通常根据胆道的实际情况和结石特征等因素来决定使用哪一种工具。大多数情况下，取石网篮用于取出中等大小的结石，而气囊用于取出较小结石或结石碎片。取石结束后，医生还可以利用气囊对胆管进行探查和清扫，以免遗漏结石。

2）取石网篮意外嵌顿的应急对策。在取石网篮取石的过程中，结石偏大、质地过硬、操作不当或配件本身质量问题可能导致手术器械损坏，进而导致取石网篮意外嵌顿。医生可通过改换应急碎石器、更换取石网篮来应对这一紧急情况。有临床研究显示，取石网篮意外嵌顿后采取激光碎石措施也可以顺利解决该问题。

3. 内镜治疗胆总管结石的风险

内镜治疗胆总管结石虽然属于微创手术，但有较高的技术要求。若操作不当或失败，可能损伤胆道及周围的器官，因此存在术后并发症的风险。但总体来说，内镜治疗相对外科手术更为安全。内镜治疗并发症包括：①胰腺炎。②消化道穿孔和出血，如十二指肠穿孔和出血等。③急性胆管炎、胆囊炎。④胆总管结石复发等。

第七章　克罗恩病

病例引入：一名22岁青年女性患者，15个多月前突然开始拉肚子，肚子的中下部分疼痛难忍，连着3周都没好转。于是患者尝试自行服用抗生素治疗，吃完药后症状好转。1年前患者吃了辛辣的食物后整个肚子出现疼痛，伴随拉肚子，频率为1天3次，持续了1个多月，大便里偶尔会看见黏稠的液体。她前往当地医院看病，查了血常规、生化等项目，结果显示淋巴细胞数量轻度升高，其余无异常。医生按照肠炎来给她治疗，但是并没有明显好转。6个多月之前患者再次出现拉肚子的情况，频率增高，肚子更加疼痛，服用抗生素后也没有好起来。她到底得了什么疾病，又该怎么治疗呢？本章将详细为大家介绍。

克罗恩病（Crohn's disease，CD）属于炎症性肠病，是一种累及全消化道的慢性炎性肉芽肿性疾病，青少年较常见，病因尚未得以阐明。多发于回肠末端和邻近结肠，但从口腔至肛门各段消化道均可受累，呈节段性分布。以腹痛、腹泻、体重下降为主要临床表现，常有发热、疲乏等全身表现，肛周脓肿或瘘管等局部表现，以及关节、皮肤、眼、口腔黏膜等肠外的受损表现。

目前仍然缺乏特异性的治疗手段，病情迁延不愈，并发症的发生率比较高，对患者的生活质量影响较大，是消化系统的难治性疾病。

一、流行病学特点及危险因素

1. 流行病学特点

自20世纪中叶起，西方国家的炎症性肠病的发病率不断上升，其发病率和患病率分别约为8.3/10万和90/10万，社区患病率约为0.5%。

1932年美国医生Crohn对CD进行了首次报道。CD患者经济负担较大，有研究称，美国CD患者终身经济负担约为622000美元。欧洲国家的发病率较高，而亚洲国家较罕见，我国CD的整体发病率较低，不足2/10万，南北方有明显差异，但整体的发病率可能处于一个快速上升的阶段。

虽然各个年龄阶段都可能发病，但CD主要累及青少年，发病高峰年龄为15～30岁，多数研究显示男女的发病率没有明显差异。

2. 危险因素

（1）环境因素：近几十年来，全球CD的发病率持续增高，这一现象首先出现在经济高度发达的地区。近十多年随着我国经济高速发展，我国发病率明显升高，这一疾病谱的变化提示环境因素发挥了重要作用，但具体机制不明。

（2）遗传因素：CD的发病常具有遗传倾向。CD患者一级亲属的发病率明显高于其他普通人群。双胞胎中的一人如患有CD，单卵双胞胎中另一人的发病率明显高于双卵双胞胎的。有研究在白种人中发现某些基因突变与CD的发病相关，但在我国尚未发现与之相关的基因，这反映了遗传因素具有一定影响。

（3）肠道微生物：肠道微生物的改变与CD发病的关系是当前研究的热点。研究表明，CD患者的肠道微生物与正常人明显不同，CD患者的肠道微生物多样性及丰度异常，厚壁菌及拟杆菌的丰度下降，肠球菌、大肠埃希菌的丰度增加。有研究显示，基因敲除或转基因后的特定免疫缺陷CD动物模型必须在有肠道微生物存在的前提下才能够发生炎症反应。而抗生素治疗对某些患者的影响说明肠道微生物在CD的发生发展中起到了重要作用。

（4）炎症反应：由于各种因素引起与炎症反应相关的通路被激活，炎症因子分泌增多，炎症因子与抗炎因子的比例失调，导致肠黏膜炎症持续出现，屏障功能受损。

CD的发病机制可概括为：环境因素作用在遗传因素决定的易感者身上，在肠道微生物的参与下引起肠道免疫失衡，损伤肠黏膜屏障而导致肠黏膜炎症持续出现。

二、临床表现

CD进展缓慢，从发病至确诊有时需要几个月甚至数年，病程多迁延反复、长短不等的活动期与缓解期交替出现。少数急性起病，表现为急腹症，部分患者可误诊为急性阑尾炎。腹痛、腹泻和体重下降是本病的主要临床表现。但本病的临床表现复杂多变，与临床类型、病变部位、病期及并发症有关。

（1）消化系统的临床表现：

1）腹痛。是CD最为常见的症状，常出现于右下腹或脐周，间歇性发作。体检时按压腹部常伴有疼痛，若出现持续性腹痛和明显压痛，提示炎症可能累及腹膜或腹腔内有脓肿形成。

2）腹泻。是CD的典型症状，患者的粪便常为糊状。有时出现黏液脓血便，但出现次数没有溃疡性结肠炎患者那么频繁。病变累及下端结肠或肛门直肠的患者可能出现黏液血便和里急后重。

3）瘘管形成。是CD比较常见的临床表现，由透壁性炎性病变穿透肠壁至邻近组织或器官导致。瘘管可根据特征划分为外瘘和内瘘，前者可通向腹壁或肛周皮肤，后者可通向其他肠段、肠系膜、膀胱、输尿管、阴道、腹膜后等处。肠段之间内瘘形成可致腹泻加重及营养不良。肠瘘通向的组织与器官因粪便污染可能导致继发性感染。外瘘或通向膀胱，可见粪样物质从尿路排出。

4）腹部包块。见于10%～20%的患者，由肠粘连、肠壁增厚、肠系膜淋巴结肿大、内瘘或局部脓肿形成导致，常出现在右下腹和脐周。

5）肛门周围病变。有时是本病的首发症状，包括肛门周围瘘管、脓肿及肛裂等病变。

（2）全身表现：本病全身表现较多且较明显，主要有以下几个方面。

1）发热。CD患者的发热与肠道炎症活动及继发感染有关。常见的有间歇性低热或中度热，少数患者以发热为主要症状，甚至不明原因发热一段时间后才出现消化系统表现。患者出现高热时应小心合并感染或脓肿的发生。

2）营养障碍。偶有发生，慢性腹泻、食欲减退及慢性消耗等因素所致。主要表现为体重下降，可有贫血、低蛋白血症和维生素缺乏等表现。青春期前就发病的患者常伴随生长发育迟缓。

（3）肠外表现：本病的肠外表现以口腔黏膜溃疡、皮肤结节性红斑、关节炎及眼病多见。

（4）并发症：肠梗阻最常见，其次是腹腔脓肿，偶可并发急性穿孔或大量便血。炎症迁延不愈者癌变风险增加。

三、内镜处理方式

1. 内镜检查

传统的检查小肠病变的方法，如小肠钡餐、CT、磁共振成像等，并不能对小肠进行直观的可视性检查，对小肠病变的检出率相对较低，同时检查结果较不稳定。近年来，新的检查方法被应用于CD的检出，如结肠镜、小肠胶囊内镜、胃镜和气囊辅助式小肠镜（包括双腔气囊小肠镜和单腔气囊小肠镜）检查。这些检查方法实现了全小肠可视性检查，使医生能够获得清晰的小肠图像并评价CD导致的小肠损害。

（1）结肠镜检查：结肠镜检查和黏膜活检为CD诊断的常规首选检查，结肠镜检查应达末段回肠。早期CD结肠镜下表现为阿弗他溃疡，随着疾病进展，溃疡可逐渐增大加深，彼此融合形成纵行溃疡。CD病变在镜下多为非连续改变，病变间黏膜可完全正常。其他常见结肠镜下表现为卵征、肠壁增厚伴不同程度狭窄、团簇样息肉增生等。

（2）小肠胶囊内镜检查：小肠胶囊内镜检查（Small bowel capsule endoscopy，SBCE）对发现小肠黏膜异常相当敏感，主要适用于疑诊为CD但结肠镜及小肠放射影像学检查阴性者。多项对照研究提示SBCE对CD的诊断价值与CT或磁共振肠道显像（CT / MR enterography，CTE / MRE）相似。SBCE对一些轻微病变的诊断缺乏特异性。SBCE阴性，可排除小肠受累。肠道狭窄者易发生胶囊内镜滞留，检查前应详细询问有无肠狭窄相关症状，必要时先行相关影像学检查排除肠道狭窄。

（3）小肠镜检查：目前我国常用的是气囊辅助式小肠镜检查（Balloon assisted enteroscopy，BAE）。该检查可在直视下观察小肠、取活体组织进行病理检查、进行内镜下治疗，但为侵入性检查，有一定的并发症发生风险。主要用于其他检查（如SBCE或放射影像学）阴性而临床高度怀疑CD需进行确认及鉴别者，或已确诊CD需要BAE指导治疗者。小肠镜下CD病变特征与结肠镜所见相同。

（4）胃镜检查：少部分CD病变可累及食管、胃和十二指肠，但一般很少单独累及。原则上胃镜检查应列为CD的常规检查，尤其是有上消化道症状、儿童和炎症性肠病类型待定（inflammatory bowel disease unclassified，IBDU）患者。

2. 内镜下的主要表现

（1）溃疡：CD早期，内镜下可见直径2～3cm的类圆形浅凹陷溃疡，其周围黏膜充血，伴有红晕。这些溃疡为黏膜下层淋巴滤泡扩张的结果。CD进展期，溃疡变大而深凹，形成沿肠腔长轴方向走行的较具特征性的纵行溃疡。CD引起的溃疡倾向于发生在小肠的肠系膜一侧，而由肠局部缺血、白塞病和肠结核等引起的溃疡倾向于发生在肠腔的肠系膜对侧。这种肠腔定位对鉴别CD或其他由炎症引起的小肠疾病具有一定价值。

（2）卵石征：内镜下表现为广基半球形隆起，顶面较圆钝，周围可有溃疡包绕，呈大小不等的结节状，类似于鹅卵石路面。典型的"鹅卵石路面"表现常见于结肠，在小肠则很少出现，除了末端回肠。

（3）假息肉：内镜下假息肉多为炎性息肉，表现为隆起较高、顶面较尖锐、散在分布、大小不等。对较大的息肉可在小肠镜下行息肉摘除术。

（4）肠狭窄：肠狭窄是由病变肠段黏膜肿胀、肠壁肌性肥厚及广泛纤维化导致。CD患者的肠狭窄常呈环状，可呈多发性、节段性分布，比起大肠，小肠发病时肠狭窄更为常见。有肠狭窄者的癌变发生率几乎为无肠狭窄者的10倍。CD发生癌变时，往往表现为肠狭窄。因此，内镜下见到CD患者肠狭窄时，应提高对癌变的警惕性。内镜下见狭窄缘僵硬、肠腔偏心性狭窄、边缘呈破书架状、结节感等，则提示可能为恶性狭窄。然而，恶性狭窄的特点，无论是在临床症状、病程，还是发病年龄等方面与良性狭窄均无明显差别，影像学检查也并不可靠，建议取活体组织进行病理检查。

（5）其他：内镜下有时可见瘘管开口，出现这种情况时诊断CD的可能性更大。CD侵及胃、十二指肠时，内镜下观察可见到一些早于X线检查的表现，如斑点状红斑、黏膜糜烂、皱襞弥漫性增厚及颗粒感，并可伴有口疮样或纵行溃疡。胃窦可出现狭窄、管状及扩张度差等表现。内镜下超声检查可对肛周瘘管形成、肛旁脓肿和肠壁增厚，以及包括阑尾在内的回盲部病变等做出迅速判断。

内镜下CD表现见图2-15。

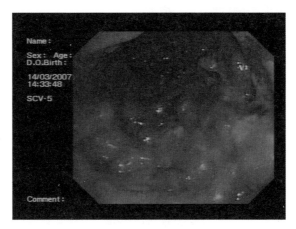

图2-15 CD内镜下表现

四、辅助检查

1. 实验室检查

贫血；活动期周围血白细胞增高，红细胞沉降率加快、C反应蛋白水平升高；血清白蛋白水平常有下降；粪便隐血试验常为阳性；有吸收不良综合征者粪脂排出量增加并可有相应不良改变。

2. 影像学检查

小肠病变可采取小肠钡餐检查，结肠病变可采取钡剂灌肠检查。X线下表现为肠道炎性病变，可见黏膜皱襞粗乱、纵行溃疡或裂沟、鹅卵石征、假息肉、多发性狭窄、瘘管形成等，病变呈节段性分布。由于病变肠段激惹及痉挛，钡剂很快通过而不停留于该处，称为跳跃征。钡剂迅速通过而仅遗留一细线条状影，称为线样征，该征也可能是肠腔的严重狭窄导致的。由于肠壁层水肿，可见填充钡剂的肠祥分离。

CT检查对腹腔脓肿诊断有重要价值。小肠和结肠CT成像可以帮助了解小肠和结肠病变分布、肠腔狭窄程度以及肠壁增厚和强化等改变，有利于CD的诊断及鉴别诊断。

第八章　溃疡性结肠炎

病例引入：一位33岁青年男性患者，8个月前进食晚餐后出现中、下腹部剧烈痉挛样的疼痛，持续3个小时后出现了腹泻，大便带有黏液、暗红色血液，排便后腹痛减轻，就没有去医院进行治疗。5个月前，该名患者食用生冷饮食后再次出现腹部疼痛、腹泻，大便带有黏液、暗红色血液，持续1个多月，抗生素治疗后无明显好转，去医院检查确诊为溃疡性结肠炎。

溃疡性结肠炎（Ulcerative colitis，UC）是一种病因还不明确的涉及直肠和结肠的慢性非特异性炎症性疾病。UC与克罗恩病（Crohn's disease，CD）统称为炎症性肠病（Inflammatory bowel disease，IBD）。UC的发病特点为年轻发病、病程长、容易反复。病变主要限于大肠黏膜与黏膜下层。临床表现为腹泻、黏液脓血便、腹部疼痛。病情轻重不等，大多反复发作。患者可有关节、皮肤、黏膜、眼、肝、胆等处的肠外表现。UC治疗困难，目前无根治方法，严重影响患者生活质量，长程患者有癌变风险，预后不佳。

一、流行病学特点

IBD的发病率有明显的地域差异及种族差异，以北美、北欧地区最高，同一地域的白种人明显高于黑种人。近几十年来UC在世界范围发病率有持续增高趋势。新近在我国南方的中山市和北方的大庆市进行的流行病学研究显示：UC南北地区发病率接近，分别为3.14/10万和1.77/10万，总体UC的发病率明显低于欧美。UC的发病平均年龄在48岁，也可见于儿童或老年时期，男女发病率无明显差异。

二、病因和发病机制

1. 病因

没有明确的病因，与环境、遗传、肠道微生物和免疫等多种因素相互作用造成的肠道异常、免疫失衡有关。

（1）环境因素：近几十年来，UC的发病率持续增高，这一现象首先出现在北美、北欧、西欧和南欧，之后又在日本和南美出现。流行病学研究提出不少与UC相关的环境因素，但很难以单一或几个因素来解释这一现象。目前有一个逐渐被接受的假说，其认为环境变得越清洁，儿童期肠道免疫系统接受的外源刺激越少，导致早年形成的免疫耐受体系不够完善，其后出现肠道抗原刺激时，自身调节功能容易发生紊乱。

（2）遗传因素：UC患者一级亲属发病率显著高于普通人群，而UC患者的配偶发病率不增加。目前认为，UC不仅是一种多基因病，而且也是遗传异质性疾病（不同人由不同基因引起），患者可在一定的环境因素作用下由于遗传因素导致的易感性而发病。

（3）肠道微生物因素：肠道微生物在UC发病中的作用一直受到重视，但至今尚未找到某一种特异微生物与UC有直接关系。近年关于肠道微生物的一种观点正在被关注，其认为UC是由自身存在的肠道微生物的异常免疫反应而引起的。

（4）免疫因素：肠黏膜免疫反应异常是导致UC发生、发展和转归过程的直接原因。

2. 发病机制

环境因素作用于遗传因素决定的易感人群，在肠道微生物的参与作用下引起肠道免疫失衡，损伤肠黏膜屏障，导致肠黏膜炎症持续出现。

三、临床表现

UC的主要症状有反复发作的腹泻、黏液脓血便及腹部疼痛。起病大多数为亚急性，少数为急性。患病过程呈慢性经过，活动期和缓解期交替出现，有少数症状持续并逐渐加重。部分患者在缓解期可因为饮食失调、劳累、精神刺激、感染等其他诱因而诱发或加重症状。临床表现与病变范围、疾病分期及疾病活动程度等有关。

1. 消化系统的临床表现

（1）腹泻和黏液脓血便：腹泻主要与炎症导致的大肠黏膜对水、钠的吸收障碍以及结肠运动功能异常有关，粪便中的黏液脓血则为黏膜炎症、糜烂及溃疡的炎症渗出所致。该症状是UC活动期最重要的临床表现。大便的次数及便黏液脓血的程度与病情严重程度有关，病情轻的患者没有或仅轻度便黏液脓血，一天排便少于4次；而病情重的患者一天排便6次以上，有明显的黏液脓血便。粪质也与病情严重程度有关，多数为糊状，病情严重者可为稀水样。病情严重者可有里急后重表现。极少数患者可表现为便秘，常见于病变限于直肠或乙状结肠患者，是病变引起直肠排空功能异常所致。

（2）腹部疼痛：大多数患者会出现轻度或中度腹痛，主要为左下腹或下腹隐痛，也可累及全腹，排便后腹痛缓解。轻度患者没有腹部疼痛或仅有腹部不适。重度患者如果并发中毒性巨结肠或其他的炎症累及腹膜，会出现持续的剧烈腹部疼痛。

（3）其他表现：可出现腹胀、食欲不振、恶心、呕吐等。

（4）体征：轻中度患者仅有左下腹轻压痛，有时可以触及痉挛的结肠。重度患者有明显的压痛和鼓肠，如果出现腹肌紧张、反跳痛、肠鸣音减弱等表现，应该注意中毒性巨结肠、肠穿孔等并发症。直肠指检可有触痛及指套带血。

2. 全身表现

（1）发热：一般发热出现在中重度患者的活动期，低烧到高烧多提示病情进展、严重感染或存在并发症。

（2）营养不良：身体消瘦、衰弱、贫血、低蛋白血症、水和电解质平衡紊乱等多出现在重度或病情持续的患者中。

3. 肠外表现

UC可伴有多种肠外表现，包括外周关节炎、结节性红斑、坏疽性脓皮病、虹膜炎、前葡萄膜炎、口腔复发性溃疡等，这些肠外表现在UC得到控制或结肠切除后可缓解或消失。骶髂关节炎、强直性脊柱炎、原发性硬化性胆管炎等可与UC共存，且与UC本身的病情变化无关。我国报道的肠外表现的发生率低于国外。

四、临床分型及分期

（1）临床分型：初发型，指之前没有发生过UC，首次发作；慢性复发型，临床上最为多见，指症状缓解后再次出现症状。

（2）病变范围分型：根据蒙特利尔（Montreal）分型分为直肠型、半结肠型（病变限于结肠脾曲以远）、广泛结肠型（病变扩展至结肠脾曲以近）。

（3）疾病分期：分为活动期和缓解期。活动期按照严重程度可以分为轻度、中度和重度三类。轻度指的是一天排便少于4次、没有便血或轻度便血、脉搏正常、没有发热和贫血的患者；重度指的是一天腹泻多于6次、有明显的便血、有发热的患者；中度即为介于轻度和重度之间。

五、并发症

1. 中毒性巨结肠（Toxic megacolon）

大约有5%的重度UC患者会出现中毒性巨结肠。这个时候的病变广泛而严重，累及肌层与肠肌神经丛，肠壁的张力减退，结肠的蠕动消失，大量的肠内容物和气体聚集，导致急性的结肠扩张，一般横结肠最为严重。常见的诱因有低钾、钡剂灌肠/结肠镜检查、服用抗胆碱能药物或阿片类制剂等。

临床表现有病情急剧恶化、毒血症明显，有脱水和电解质平衡紊乱的症状，出现鼓肠、腹部压痛、肠鸣音消失，白细胞计数显著升高。腹部X线片可见结肠扩大、结肠的重要特征（结肠带）消失。容易引起急性肠穿孔，预后恢复较差。

2. 癌变

多发生于广泛性结肠炎、幼年起病而病程漫长的患者。病程大于20年的患者发生癌变风险比平常人高10～15倍。癌变常发生在黏膜下，易漏诊。

3. 其他并发症

结肠大出血发生率大约为3%；急性肠穿孔大多与中毒性巨结肠有关；肠梗阻较为少见。

六、内镜处理方式

UC涉及的内镜主要为结肠镜。

1. 结肠镜检查

结肠镜检查是本病诊断与鉴别诊断的重要手段之一。对于UC患者应进行全结肠及回肠末段检查，直接观察肠黏膜变化，也可进行黏膜活检确定病变范围，一般建议进行多段多点黏膜活检。UC病变呈连续性、弥漫性分布，从直肠开始逆行向近端扩展，结肠镜下所见黏膜改变有：①黏膜的血管纹理模糊、紊乱或消失，以及出现充血、水肿、易脆、出血及脓性分泌物附着。②病变明显处见弥漫性糜烂和浅溃疡。③慢性病变常见黏膜粗糙，呈细颗粒状，出现有炎症的息肉，在反复溃疡愈合、瘢痕形成过程中结肠变形缩短、结肠袋变浅、变钝或消失。

UC结肠镜下表现见图2-16。

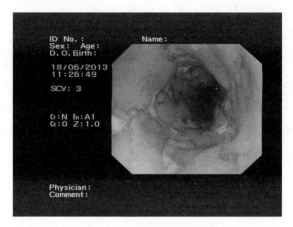

图2-16　UC结肠镜下表现

2. 诊断与鉴别诊断

具有持续或反复发作腹泻和黏液脓血便、腹部疼痛，伴有或不伴有不同程度全身症状者，在排除慢性细菌性痢疾、阿米巴痢疾、血吸虫病、肠结核等感染性结肠炎、缺血性肠炎、放射性肠炎等的基础上，具有上述结肠镜表现中至少一项，且活检结果支持UC，则可以诊断UC。

初发患者，临床表现、结肠镜检查下结肠改变不典型的患者，暂不做出UC的诊断，随访3~6个月，根据病情变化再做出诊断。

本病组织病理改变无特异性，没有特殊的炎症特点，各种病因均可引起类似的肠道炎症改变，故只有在认真排除各种可能的病因后才能做出本病诊断。一个完整的诊断应包括其临床类型及病变范围、病情分期、病情严重程度及并发症。临床上UC需要与下列疾病进行区分：

（1）感染性肠炎：部分细菌如志贺菌、沙门菌等感染，可引起腹泻、黏液脓血便、里急后重等症状，易与UC混淆。粪便致病菌培养可分离出致病菌，使用抗生素可治愈。

（2）阿米巴肠炎：病变主要发生在右侧结肠，也可累及左侧结肠，结肠溃疡较深，溃疡之间的黏膜大多正常。粪便检查或结肠镜取溃疡渗出物检查时可找到溶组织阿米巴滋养体或包囊。血清抗体检测阿米巴抗体呈阳性。可以采用抗阿米巴药物治疗阿米巴肠炎。

（3）血吸虫病：有疫水接触史，常有肝、脾肿大，粪便检查可发现血吸虫卵，孵化毛蚴阳性。结肠镜检查在急性期可见黏膜上黄褐色颗粒，活检黏膜压片或组织病理检查发现血吸虫卵。免疫学抗体检测亦有助于鉴别是否为血吸虫病。

（4）克罗恩病：UC与克罗恩病的鉴别要点主要有克罗恩病的黏液脓血便较为少见，病变不是连续性分布，多见结肠腔狭窄，病变之间的黏膜正常。少数情况下，临床上会遇到两病难以鉴别者，可诊断为结肠炎分型待定。此时鉴别诊断十分重要，因为两者在治疗反应和预后上有所差异。最重要的是当需要考虑手术治疗时，术式选择有很大差异。例如全结肠切除加回肠储袋肛管吻合术仅适用于UC而不适用于克罗恩病患者。该术式对前者为根治性治疗，而用于后者则术后回肠吻合口复发率非常高。如果手术切除全结肠后组织学检查仍不能鉴别者，则诊断为未定型结肠炎，需要经过长期随访才能做出判断。

（5）结直肠癌：多见于中年以后，直肠癌的患者通过直肠指检一般可以触及肿块，通过结肠镜检查及病理活检可以确诊。值得一提的是，UC可能演变为结直肠癌。

（6）肠易激综合征：粪便有黏液但无脓血，显微镜检查正常，结肠镜检查无器质性病变。

（7）其他：需要和其他的感染性肠炎（比如抗生素相关性肠炎、肠结核、真菌性肠炎等）、缺血性结肠炎、放射性肠炎、过敏性紫癜、胶原性结肠炎、结肠息肉病以及HIV感染合并的结肠炎等相鉴别。

七、辅助检查

1. 血液检查

血红蛋白水平在轻度UC患者中多为正常或轻度下降，中、重度UC患者中血红蛋白有轻或中度下降，甚至重度下降。白细胞计数在活动期可有升高。红细胞沉降率加快和C反应蛋白水平升高是活动期的标志。病情严重或持续的UC患者血白蛋白水平下降。

2. 粪便检查

粪便常规检查时肉眼观察常有黏液脓血，显微镜下可见红细胞和脓细胞，急性发作期可见巨噬细胞。粪便病原学检查的目的是排除感染性结肠炎，为诊断的一个重要步骤，需反复多次进行，检查内容包括：①常规致病菌培养。排除痢疾杆菌和沙门菌等感染，根据情况选择特殊细菌培养以排除空肠弯曲菌、艰难梭菌、耶尔森菌、真菌等感染。②取新鲜粪便，注意保温，检查溶组织阿米巴滋养体及包囊。③对有血吸虫疫水接触史的患者进行粪便集卵和孵化，以排除血吸虫病。

第九章 结直肠息肉

病例引入：一名39岁中年男性患者，因明显的不适症状到医院就诊。听完患者对自身情况的描述，结合相关的临床经验，医生给患者开具了常规的无痛肠镜检查。检查中医生观查到患者结直肠内存在肿块。肿块通过一条细长的蒂悬吊在肠道内壁，大小在4cm左右，肿块表面光滑，没有出血，该患者被确诊为结直肠息肉。患者在切除息肉后留院观察了一段时间，随即出院。从患者发病到医院就诊、确诊息肉、切除息肉再到康复出院，整个过程持续了约2周的时间。

一、概述

1. 息肉及结直肠息肉的定义

息肉一词最早来自希腊语，意思是病态的肿块。结直肠息肉指的是结直肠黏膜表面隆起的肿块。通俗地说，就是肠道上长了一些"肉疙瘩"，这些肉疙瘩可以是肿瘤细胞增殖形成的，也可能只是由局部黏膜增生引起的。消化道任何部位都可以有息肉生长，其中，结直肠息肉较多，小肠息肉较少，在将切下来的肿块送往病理科检验确定其具体性质之前，将这些肿块统称为结直肠息肉。

2. 结直肠息肉和结直肠癌的关系

结直肠息肉与让人们谈之色变的结直肠癌不同，结直肠癌是恶性肿瘤，而结直肠息肉只是笼统地指黏膜表面的隆起，有可能是黏膜良性增生，也有可能是腺瘤性息肉，前者可以自行消失，而后者则有恶变成癌的趋势。数据显示，80%~95%的结直肠癌是由结直肠息肉恶变而来的。因此，患者如果在做结肠镜时发现了息肉，或是出现了某些与息肉相关的症状，不必过分恐慌不安，但患者若是在前期对结直肠息肉不理睬、不重视，任其发展，那么不论是黏膜良性增生还是腺瘤性息肉，都有可能慢慢恶化成结直肠癌。

二、病因

结直肠息肉的发病与很多因素息息相关，其中包含的具体机制比较复杂，还需要进一步的研究，但提前了解这些相关因素可以帮助我们更好地预防结直肠息肉。

1. 饮食因素

研究者发现，在长期以高蛋白、高脂肪、低膳食纤维为饮食结构特点的人群中，结直肠息肉的发病率明显升高；在摄入丰富膳食纤维的人群中，结直肠息肉的发病率较低。

2. 胆汁代谢紊乱

一些胃、十二指肠溃疡患者，由于治疗的需要，医生有时需要切除患者的十二指肠和胆囊，再将胃和空肠直接相连。没有切除之前，胆囊储存胆汁，胆囊收缩使得胆汁先流入十二指肠，再流入空肠。切除之后胆汁直接就流向了空肠，再流向结肠，结肠内的胆汁酸含量增加，过多的胆汁酸改变了结肠内环境，有可能诱发结直肠息肉的发生。

3. 遗传因素

研究发现，家族中若有人患结直肠息肉，其他成员发生结直肠息肉的可能性明显升高。正常情况下，人体某一染色体上的某个基因片段在抑制肿瘤细胞的生长中发挥着重要作用，一旦该基因片段发生缺失，正常的细胞会出现异常的增殖，变成肿瘤细胞。

4. 慢性炎症

结直肠黏膜的慢性炎症是导致结直肠息肉发生的主要原因，在临床上，我们将这类结直肠息肉称为炎症性息肉。炎症性息肉具有一定的自愈功能，在克罗恩病、溃疡性结肠炎、肠结核等疾病中较常见。

5. 异物或粪便刺激

结肠和直肠中常常会有粪便堆积，粪便中的残渣和异物有时会导致结肠黏膜的损伤，破坏了肠道的稳定状态和黏膜正常的更新速度，黏膜脱落速度变慢，黏膜增厚，形成息肉。

6. 疾病

目前发现，动脉粥样硬化、冠心病、糖尿病、放疗及肥胖人群的结直肠息肉发病率较高。另外，若患者曾经患有其他部位的恶性肿瘤，如乳腺癌、子宫癌及膀胱癌等，结直肠息肉的发病率也明显升高。需要注意的是，相关研究基于病例间的关系得出了上述疾病和结直肠息肉间具有一定相关性，但不表示就是这些疾病直接导致了结直肠息肉的发生。

7. 其他风险因素

在2017年的一项研究中，研究者探究了结直肠息肉和吸烟、饮酒、体脂率高、运动少、服用抗炎药物、激素替代治疗等因素间的联系。他们发现，体脂率高、运动少、激素替代治疗对结直肠息肉发病率影响不大，服用某些抗炎药物可以显著降低结直肠息肉的发病率，而吸烟、饮酒和结直肠息肉的发病率存在直接联系。因此，在日常生活中，保持良好的生活习惯，规避一些风险因素能够在一定程度上帮助我们预防结直肠息肉。

三、辅助检查

1. 直肠指检

这是一种最简便和经济的检查方法。根据解剖学结构的毗邻关系，直肠和肛管相接，通过肛门通向体外，医生将手指通过肛门伸入患者的直肠进行触诊。手指长度有限，导致这种检查方法能够检查到的部位也比较有限，一般局限于靠近肛门的直肠下端。

2. 结肠镜检查

结肠镜检查是筛查结直肠息肉的最直观、有效手段，在结肠镜检查过程中会向肠腔内注入气体，便于黏膜的观察，患者会出现腹胀感，属正常现象，一般数小时后这种现象便会消失。检查结束后，患者最好进食流质食品，注意自身是否有腹痛或便血症状的加剧，如果有，要及时告知医生，必要时可能会采取进一步的措施。结直肠息肉在结肠镜下的表现见图2-17。

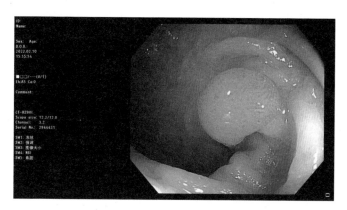

图2-17 结直肠息肉结肠镜下表现

3. 气钡双重对比造影

气钡双重对比造影需要将黏膜撑开来观察黏膜，主要观察的是肠道黏膜的占位性病变，如隆起、肿块等。在进行气钡双重对比造影前，患者需要禁食、禁饮6~12小时。医生会先让患者用少量温水冲服适量产气粉，然后患者结直肠内会充满气体，处于一种充盈膨胀的状态，便于黏膜展开。紧接着患者会服用另外一种试剂——钡餐，钡餐是一种高密度液体，在患者服用了钡餐之后，一层浓稠的液体层便会覆盖在结肠和直肠的黏膜表面，从而能够勾画出囊腔器官的全貌，随着检查床位置的改变，患者的体位也相应改变，这样就可以观察到结直肠黏膜表面在不同体位下的情况。

4. 粪便隐血试验

虽然结直肠息肉的典型症状包括便血，但是粪便隐血试验对结直肠息肉的精确诊断意义不大，因此这里不多加描述。

四、诊断

结直肠息肉的诊断依据主要有遗传病史和家族史、临床表现、结肠镜检查、病理切片检查、气钡双重对比造影检查等。

1. 遗传病史和家族史

（1）家族性腺瘤性息肉（Familial adenomatous polypsis, FAP）：目前已经确定，结直肠息肉是一种比较少见的常染色体显性遗传疾病。染色体上与抑制癌症相关的基因（APC肿瘤抑制基因）缺失，导致了正常细胞出现不可控的增殖，并朝着癌细胞的方向演变。基因缺失也属于基因突变的一种，这种突变的基因可以遗传给下一代，使得下一代患上结直肠息肉的概率相较正常人而言大大增加。综上，结直肠息肉的发病与遗传因素相关，带有明显的家族遗传性。然而，即使下一代携带这种突变基因，他们也并不会在婴幼儿时期马上出现相应的临床症状，所以，结直肠息肉虽属于遗传病但不属于先天性疾病。

FAP患者一般在15～25岁开始出现症状，起初息肉数量不多，随着年龄增长而增多，30岁左右症状最明显。如果患者在此期间没有接受及时有效的治疗，到中年时期，这些结直肠息肉几乎都会发生癌变。基于以上特点，家族性息肉又被称作家族性腺瘤性息肉。

但是，这种突变基因的携带者不一定会患上结直肠息肉。如果这种突变基因携带者的父母到了一定年龄都没有发病，或者携带者在35～40岁没有发病，我们一般认为携带者不会再发病。

另外，并非所有的结直肠息肉都是由突变基因造成的，正常人在后天成长环境、生活习惯等因素的影响下，基因也可能发生突变，导致结直肠息肉的发病率大大增加，这些在后天才突变的基因也可能遗传给下一代。

（2）轻型家族性腺瘤性息肉（Attenuated familial adenomatous polyposis，AFAP）：当患者结直肠内有20～100个腺瘤的时候，可以怀疑为AFAP。许多人乍一看这个病名，可能会有一些误解，会认为这种疾病就仅仅是程度较轻、没那么严重的FAP，其实不然，AFAP和FAP有许多不同之处。首先，AFAP患者的突变基因不一定是*APC*肿瘤抑制基因，还可以是*MUTYH*基因，甚至大多数AFAP患者的突变基因至今还没有确定；其次，FAP患者多在15～25岁开始出现症状，而AFAP患者通常在成年后出现息肉，且相较FAP患者，AFAP患者的结肠外肿瘤和硬纤维瘤的发生率更低。AFAP和FAP在临床上的许多不同之处决定了二者在辅助检查和治疗方案上也存在差异。

（3）*MUTYH*相关息肉病（*MUTYH*-associated polyposis，MAP）：顾名思义，MAP是指*MUTYH*基因突变导致的结直肠息肉，虽然MAP在遗传学基础上与FAP不同，是一种常染色体隐性遗传疾病，但在临床症状上和治疗方面与FAP相似。MAP的平均发病年龄为50岁，常常会发现100个左右的腺瘤，现在也有研究发现，突变的*MUTYH*基因携带者有时会略过MAP这一步，直接发生结直肠癌。

需要指出的是，临床上部分AFAP患者虽然携带的是突变*MUTYH*基因，但这部分患者通常在成年后发病，且发病时息肉数量不超过100个，而MAP患者一般在中年时期发病，且发病时息肉数量约为100个。所以虽然*MUTYH*突变型AFAP患者和MAP患者携带的突变基因相同，但主要的临床表现不同，所以临床上仍旧把这两类患者加以区分，给予两类患者不同的治疗方案。

综上所述，结直肠息肉属于遗传病的范畴并带有明显的家族性，医生在对患者进行初步问诊时应询问患者家族中是否还有类似病患，从而帮助自己更好地做出判断。在诊断时需要注意区分FAP、AFAP和MAP，特别是FAP和AFAP，二者的诊断标准不同，治疗原则也有区别，一些医生常常会将多发息肉直接诊断成FAP，而没有进一步做基因检测，忽略了AFAP或FAP的存在，导致误诊。

2. 临床表现

医生可根据一些临床表现对结直肠息肉做出初步的预判，并开具相关的检查单。

（1）典型表现：结直肠息肉最典型的症状是间断性便血或大便表面带血，多呈鲜红色或暗红色，量比较少，严重时可导致消化道出血，长期的慢性失血有可能导致患者贫血。值得注意的是，虽然结直肠息肉最典型的症状是便血或大便表面带血，但临床上并不将其作为诊断结直肠息肉的"金标准"，因为其他疾病也可能导致患者出现便血，如痔疮、肛裂便秘等。

如果息肉发展得较大，可进一步引起腹痛、便秘、腹胀、腹泻、肠套叠等不适症状。应注意这些症状同便血症状类似，不是结直肠息肉病所特有的。

根据前文所提及的解剖学知识，我们知道沿着直肠便是肛管和肛门通向体外，若是带蒂息肉长在了直肠下端的黏膜表面并且靠近肛门，随着肠道的蠕动和排便，息肉有可能脱出肛门。

（2）结肠外表现：结直肠息肉，特别是FAP常常有结肠外表现，因为有时结直肠息肉也会影响上消化道，导致胃和十二指肠发生息肉，除此之外，结直肠息肉也可伴有硬纤维瘤、甲状腺和脑瘤、先天性视网膜色素上皮肥大、骨瘤和表皮样囊肿等。

3. 结肠镜检查

在本书的第一部分，我们针对结肠镜的功能、结构等做了初步介绍。结肠镜检查在结直肠息肉中具有很高的诊断价值，能够发现并摘除腺瘤性息肉，进而大大降低结直肠癌的发病率和死亡率，是结直肠息肉筛查的"金标准"之一，美国胃肠病学会更是将结肠镜检查作为筛查结直肠肿块的首选方式。

在结肠镜下，医生可以清晰地看到结直肠息肉患者的结肠或直肠黏膜有一个或多个隆起的"肉疙瘩"，还可以检测肿块的大小。一般情况下，在发现息肉之后，医生并不会急于切除所有息肉，只会切下部分息肉组织，送往病理科检验确定息肉的性质之后，才会考虑进行下一步的切除手术。

那么结肠镜检查应该什么时候做？又该隔多久做一次呢？

首先，如果无明确诱因，出现了便血等结直肠息肉的临床症状，应当及时做结肠镜检查。其次，通过对大量病例的分析发现，结直肠息肉的发病率随着年龄的增加而上升，所以，即使没有出现相关的临床症状，40或45岁以上的普通人群，也要养成定期进行结肠镜检查的习惯，建议5～10年做1次结肠镜检查。

虽然FAP和AFAP在发病年龄上有差异，但是均推荐两者从青春期开始就进行定期结肠镜监测。

4. 病理切片检查

这项检查通常和结肠镜检查配套，结肠镜下发现肿块后，部分切除结直肠肿块，通过鉴定切除的肿块来确定肿块的具体性质，病理切片检查同样也是诊断结直肠息肉的"金标准"之一。

5. 气钡双重对比造影检查

气钡双重对比造影的检查原理已在辅助检查部分中详细介绍，此处不多加描述。该诊断性检查有许多优点。首先，对于患者而言，其胃肠道完全不吸收试剂钡餐，试剂无毒副作用，且钡餐密度高，勾画的结直肠黏膜影像足够清晰。整个操作过程相对简单，无痛苦，因此患者更容易接受。其次，对于医生而言，更加清晰的影像能够使医生更容易发现早期癌变、微小病变、表浅病变，从而降低误诊和漏诊的概率。

第十章　结直肠癌

病例引入：一位年近古稀的男性半年之前出现过一周黑便，但是身体其他部位也没什么毛病就没有重视。四个多月前又有一次相同的情况，去医院检查后发现，血常规和生化相关指标没什么问题，做了癌症筛查后发现，作为恶性肿瘤标志的癌胚抗原有轻微偏高，结合结肠镜检查最终他被诊断为结直肠癌。

一、流行病学特点及危险因素

1. 流行病学特点

随着生活水平的提高与习惯的变化，结直肠癌（Colorectal cancer，CRC）在各个国家的发病率都呈现逐年上升的趋势。据《中国肿瘤登记年报》的数据，2015年我国登记肿瘤地区结直肠癌发病率和死亡率分别为17.1/10万和7.9/10万。发病率男女性别比和城乡比分别为1.5∶1和1.4∶1，死亡率分别为1.6∶1和1.4∶1。2015年全国结直肠癌新发病例数为38.8万，死亡病例数为18.7万，其发病数和死亡数分别位列我国恶性肿瘤第3位和第5位。我国结直肠癌发病率在50岁开始明显上升，死亡率在60岁开始明显上升。

2. 危险因素

总体来看，结直肠癌的发病是环境与遗传等因素共同作用的结果。

（1）环境因素：近年来，经济的飞速增长使得人们的衣食住行等方面有了天翻地覆的变化，一日三餐中的脂肪含量不断增加，膳食纤维摄入量不断下降，不良饮食和生活习惯成了结直肠癌的一大诱因。

1）高脂肪饮食。高脂肪食物会使胆汁分泌增强，结直肠中胆汁酸和中性固醇的比例不断增加，改变肠道菌群原有的生存环境，在人体肠道内本来"安分工作"的肠道菌群被吃进来的脂肪压迫，不能好好代谢，最终导致环境中肠道菌群在异常环境中代谢产生致癌物质。

2）低膳食纤维饮食。膳食纤维肩负着促进肠道蠕动的任务，膳食纤维摄入不足时，人吃下去的其他食物在肠道里停留的时间就会延长，这个时候肠道菌群生活的环境发生变化，最终导致肠腔内的致癌物质浓度升高。

3）快餐饮食。越来越快的生活节奏让能节省时间的腌菜、熏肉等腌制食品和高蛋白油炸食物愈发受到欢迎，但腌制食品中含有亚硝胺类化合物，高蛋白食物油炸后会产生杂环胺等有机化合物，这些化合物在肠道菌群的作用下会转变成致癌物质，对人体有很大伤害。

4）红肉和加工肉类的食用。日常生活中常见的猪肉、羊肉、牛肉等哺乳动物的肉都属于红肉，加工肉类则包括火腿、香肠、午餐肉、培根等。研究发现，加工肉类的摄入量每周减少150g，可以降低7%左右的结直肠癌发病风险。

5）不良生活习惯。吸烟、大量饮酒都有可能导致结直肠癌的发生。青年人吸烟量和饮酒量越高，结直肠癌的发病风险就会越高，吸烟和饮酒对人有百害而无一益。吸烟、喝酒已经形成习惯的人可以用其他事物转移注意力，如运动、阅读等，或者向医生寻求建议和帮助。

（2）遗传因素：遗传性结直肠癌有非息肉病性结直肠癌和息肉病性结直肠癌综合征两种。

1）非息肉病性结直肠癌（Hereditary non-polyposis colorectal cancer，HNPCC）。也叫林奇综合征（Lynch syndrome），患者的遗传物质常具有一定特点，即DNA中原本能够修复错误配对情况的基因发生了突变，导致依赖这种基因的一段叫作微卫星序列的基因不能继续稳定存在。除此之外还有家族性结直肠癌X型林奇样综合征。

2）息肉病性结直肠癌综合征。息肉病性结直肠癌综合征包括多种疾病，较为常见且遗传特征明显的有FAP，当腺瘤数量在100枚左右时，这种FAP就属于常染色体显性遗传病，是由五号染色体长臂上的一组名为结肠腺瘤样息肉病基因突变所导致的，癌变概率较高，为34%~83%。除此之外还有非腺瘤性息肉病综合征，包括遗传性色素沉着消化道息肉综合征、幼年性息肉综合征、锯齿状息肉病综合征。

（3）身体状况：

1）糖尿病。根据2020年的《中国结直肠癌筛查与早诊早治指南》，糖尿病患者的结肠癌和直肠癌发病风险分别是健康人的1.38倍和1.20倍。

2）肥胖。肥胖人群的发病风险会增高，腰围和结直肠癌发病风险紧密相关。当然，并不是说越瘦越好，只要体重保持在正常范围内就可以。除了结直肠癌，肥胖也是其他许多疾病的危险因素，医生应在避免肥胖这一方面给出科学合理的建议。

（4）癌前疾病：

1）腺瘤。约85%的结直肠癌源于腺瘤，腺瘤是主要的结直肠癌癌前疾病。从腺瘤发展为浸润性（即能够扩散的）癌需要5～10年的时间。正常肠道的上皮过度增生可形成早期腺瘤，经中期、后期腺瘤阶段最终转化为癌甚至癌转移。

2）非腺瘤性息肉病。绒毛状和锯齿状的腺瘤，直径＞2cm、位于左半结肠的息肉等都是癌变的危险因素。

3）炎症性肠病。炎症性肠病在现代人群中并不少见，但是大多数人都没有予以重视。应注意病程长、病变区域大的溃疡性结肠炎可以发生癌变。

结肠癌的发展示意图见图2-18。

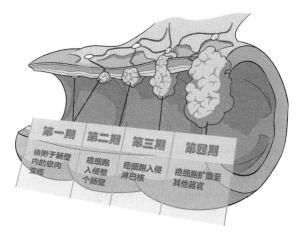

图2-18　结肠癌发展示意图

二、临床表现

1. 腹部及以下症状

结直肠癌早期可能没有明显症状，直到癌症对排便产生影响或者癌症破损出血时才能体现出症状。

（1）排便频率改变：健康人群本来正常情况下有1～2次排便，变为隔几天排便一次或一天内多次排便有可能是得了结直肠癌的一个提示，结直肠和粪便形成的联系最为紧密，排便频率的改变可以作为一定程度上的"警报"。患者在如厕前往往肛门有下坠的感觉。

（2）粪便性状改变：性状包括粪便的形状、颜色、状态等。一种情况是肠道蠕动缓慢导致患者便秘、粪便干燥，另一种情况是大便不成形，这是粪便两种常见的异常情况。排除食物对粪便颜色的影响，正常粪便一般为黄色或黄褐色，形状为长条形，整体上看类似香蕉。结直肠癌最早的表现即为血便或脓血便，如果患者有直肠癌则指检时可以发现肿块且指套上有血性黏液。

（3）腹痛：肿瘤转移或并发的肠梗阻往往会导致腹痛。右半结肠癌所表现的腹痛大多位于腹部的右侧或右侧偏上部分。

2. 全身症状

常见的全身症状有无法查明原因的低热、贫血和体重下降。晚期结直肠癌患者有肝大和黄疸等症状。

3. 晚期症状

晚期患者可能会出现腹水。有时医生在体格检查时可能会发现腹部肿块。

三、分型与分期

分型依据的是具体癌症区域的形态，分期依据的是时间上的疾病发展顺序。

1. 分型

（1）非特殊型：大多数结直肠癌是由腺癌转化而来的。

（2）特殊类型：特殊类型包括较为特殊的腺癌（如锯齿状癌、腺瘤样腺癌、黏液腺癌等）、髓样癌、腺鳞癌、未分化癌等。

2. 分期

早期的结直肠癌只局限在结直肠黏膜和黏膜下层，中晚期结直肠癌则指肿瘤已侵入固有肌层。中晚期结直肠癌一般分为肿块型、浸润型和溃疡型三种类型，溃疡型比较多见，占50%以上。临床上也可以具体分为以下五期。

（1）0期：没有扩散的原位癌或黏膜内癌（癌症还没有穿透黏膜肌层）。

（2）Ⅰ期：肿瘤扩散到连接黏膜与肌肉的结缔组织或深入黏膜深部的固有肌层。只有约15%的结直肠癌患者能够在Ⅰ期被诊断并治疗。

（3）Ⅱ期：有20%～30%的结直肠癌患者在这个阶段被诊断出来并治疗。

1）Ⅱ期A。肿瘤穿透固有肌层，已经到达被称为浆膜下层的脂肪层，或侵犯结直肠旁组织。

2）Ⅱ期B。肿瘤穿透腹腔中的腹膜。

3）Ⅱ期C。肿瘤转移到其他器官和结构。肿瘤有可能直接转移到邻近器官，也可能通过淋巴或血液进行转移。主要转移途径是经过淋巴，经血液转移到肝、肺或骨等，直接转移的情况常见于乙状结肠癌转移到膀胱、子宫、输尿管和横结肠癌转移到胃。

（4）Ⅲ期：肿瘤已经扩散到了周围淋巴结。根据病变起始部位的发展情况和病变在淋巴结扩散程度分为A、B、C三期。30%~40%的患者被诊断出来时已经发展至Ⅲ期。

（5）Ⅳ期：和Ⅲ期结直肠癌患者多采用术后辅助化疗相比，Ⅳ期患者以全身化疗为主，辅以局部治疗手段。

1）Ⅳ期A。肿瘤只转移到一个部位或器官。

2）Ⅳ期B。肿瘤已经转移到了两个或更多部位。

3）Ⅳ期C。肿瘤已经转移到了腹膜表面。

四、诊断依据与辅助检查

1. 诊断依据

医生对患者进行体格检查（如直肠指检）后，结合实验室检查、影像学检查和结肠镜检查，可以明确诊断、确定分期。

根据2020年的《中国结直肠癌筛查与早诊早治指南》，结肠镜检查是结直肠癌诊断的"金标准"。医生通过结肠镜能够观察结直肠的肠腔是平坦还是隆起、是否有病变、病变有没有扩散、病变大小等。借助结肠镜本身带有的装置，医生可以取样进行病理活检，获得病理诊断，这是确诊结直肠癌的标准；还可以使用超声内镜进一步观察扩散深度，使用染色和放大内镜可以提高癌前病变和早期癌变的检出率。对排便频率和粪便性状有改变的患者尤其需要尽早进行结肠镜检查。

2. 辅助检查

（1）粪便隐血试验：虽然粪便隐血试验对结直肠癌不具有特异性，但仍然是筛查与早期诊断的重要检查方法。因为这项检查较为简单，所以人们接受程度也较高。现在使用最多的是免疫法粪便隐血试验（FIT），检查粪便中是否存在本来只存在于血液内的蛋白质来为诊断提供证据。

（2）血清癌胚抗原检测：与粪便隐血试验类似，不具备结直肠癌特异性，但手术前血清癌胚抗原升高可用于预测手术效果与手术后的复发情况。

（3）分子生物学检测。

（4）结肠CT成像技术。也叫作CT仿真结肠镜，患者进行肠道准备后，利用气体扩张结肠，然后获得CT扫描图像。这项检查对结直肠癌和癌前病变的检出率较高，但过程较为复杂，会受到粪便的影响且有放射风险，所以仅作为辅助检查。难以耐受、急性腹膜炎、肠穿孔、腹腔内粘连、肛周或肠道严重感染的患者一般不推荐进行结肠镜检查。患者没有办法完成结肠镜时，CT可以作为第二选择，而不同的情况需要做不同的CT，肝和肺部的转移可以通过做胸腹盆增强CT来判断，已经转移到淋巴结的结直肠癌和术后随访发现复发转移可能的患者需要进行全身的PET-CT。

五、内镜处理方式

结直肠癌涉及的内镜主要为结肠镜。

1. 需要做结肠镜检查的患者

如果出现以下几种情况，患者有进行结肠镜检查的需要：

①出现粪便带血或腹泻，且没有明确原因。②之前做过结肠手术，需要做结肠镜进行随访，如手术之前肠梗阻导致结肠镜检查无法实施，术后6个月应检查梗阻附近结直肠情况。③需要确诊结直肠癌。④患有转移性癌症的患者需要通过结肠镜检查来排除结直肠癌可能。⑤进行结直肠癌的筛查和接受体检。⑥结直肠癌有一定概率为多发癌，所以就算已经被诊断为结直肠癌，在手术之前患者也需要接受一次结肠镜检查。

2. 结肠镜检查的步骤

检查前患者需要进行多方面准备。首先结肠镜检查时间较长，会有腹痛、腹胀的感觉，患者对此要有一定的心理准备。检查前两天尽量吃不带渣的食物，检查前一天开始吃流食，这都是为了让肠道保持一个能够让医生看清楚情况的状态。如果下午做检查，早上8点以后不能再吃食物；如果上午做检查，整个早上不能进食。需要特别注意，现在大多数人都会选择无痛镜检，无痛镜检前4~6小时开始禁水、禁食，并且患者最好在进行检查之前确认自己不会对麻药过敏。

患者需要口服甘露醇或者聚乙二醇电解质溶液来排出肠道内残留物，以便于医生观察，这对于提高检查的准确性有很大意义，所以需要遵守相关安排，避免因为不必要的原因漏诊。

以前就诊时的病历、化验单、检查报告等对医生诊断也有帮助，准备好这些之后，患者根据医生的安排服用甘露醇或聚乙二醇电解质溶液，然后可以自行观察，初步判断洗肠是否彻底，一般患者排便呈清水状时，被认为肠道清洁达到合适程度，可以进行结肠镜检查。肠道清洁状况与排便情况之间的关系如图2-19所示。

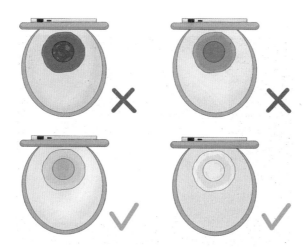

图2-19 肠道清洁状况与排便情况之间的关系

结肠镜是一个多功能的内镜，带有镜头、光源、冲水装置和钳子。采用高频电凝切除术、内镜下黏膜切除术、内镜下黏膜剥离术可以切除黏膜下早期癌。有时候医生会跟患者说需要在结肠左侧放一个支架，这是因为左半结肠形成了肠梗阻，在手术过程中肠梗阻可能会污染结肠后面的部分。这个支架不会对身体带来伤害，而且还可以缓解肠梗阻，不必对此带有恐惧心理。

检查时，医生会在患者肛门周围涂抹润滑剂，然后缓慢伸入结肠镜，在伸入过程中观察肠腔内壁是否有异常情况，如表面长出的多余肿物（即息肉）、黏膜出血、黏膜炎症、肠腔狭窄（这一点往往会导致患者有粪便变细、气体不能排出的腹胀、肠腔结构改变引起的肠鸣音增加等症状）、溃疡等。如果医生觉得有必要，会对可疑部位进行取样，样本之后会被送去病理科检查。检查即将结束时，医生开始退镜，一般这段时间会持续6分钟以上，患者需要有一定的耐心，因为退镜过快会对肠壁有损害。

早期与中晚期结肠癌的结肠镜下表现见图2-20、图2-21。

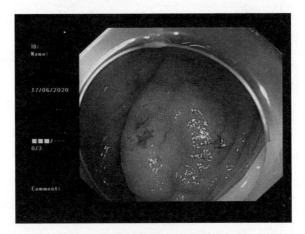

图2-20　早期结肠癌结肠镜下表现

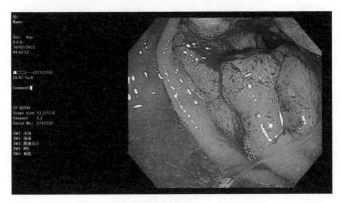

图2-21　中晚期结肠癌结肠镜下表现

3. 结肠镜检查的注意事项

检查前，患者需要听从医生安排禁水、禁食，平时有便秘等情况的患者需要提前告知医生，以便医生做出适当的调整。检查时，患者放松身体、正常呼吸即可，不必过度惊慌。检查后，轻微腹胀为正常情况，是检查过程中气体进入所致，多做蹲厕动作，待气体排出即可。

大部分患者没有严重不适，在检查结束后即可离开医院。如果出现了严重的便血、腹痛、腹胀等情况，患者需要及时到医院就诊。

4. 做结肠镜检查的风险

结肠镜在伸入和退出肠腔时，有可能导致黏膜较脆弱的患者出现出血的症状。原来有溃疡和肿瘤的患者在检查之后可能会有穿孔等病情加重的可能。身体条件较差或结肠扭曲程度高的患者可能无法获得最好的检查效果。在检查时不排除患者出现呼吸抑制、心搏骤停等意外的可能。需要注意的是，现在大多数人都会选择无痛镜检，在检查前需要明确自身是否对麻醉药物过敏。

第三部分　问　答

一、哪些人群需要进行食管镜、胃镜及十二指肠镜检查？

（1）有胸骨后疼痛、烧心及吞咽困难，疑有食管疾病者。

（2）上腹不适，疑为上消化道病变，根据临床症状不能确诊者。

（3）急性及原因不明的慢性上消化道出血者。

（4）X线检查发现胃部病变且不能明确性质者。

（5）需要随诊的病变，如溃疡、萎缩性胃炎、癌前病变等，以及接受过胃部手术者。

（6）疑有食管癌和胃癌者，胃镜可提高诊断准确率，发现早期病变，并进行治疗。

（7）疑有消化道息肉及隆起性病变者，胃镜可用于诊断，并进行治疗。

（8）需要通过内镜进行治疗者。

（9）常规健康体检者。

（10）误吞食异物者。

（11）幽门螺杆菌阳性者。

（12）有家族性肿瘤、息肉病史者。

（13）影像学检查提示胃壁增厚者。

二、食管疾病的分类与主要症状有哪些?

1. 食管疾病分类

（1）功能性疾病：如贲门失弛缓症、食道舒张受限、胃食管反流等。

（2）炎症性疾病：如下段反流性食管炎、Barrett食管、霉菌性食管炎。

（3）良性肿瘤增生性疾病：如食管平滑肌瘤、脂肪瘤、息肉性病变。

（4）恶性肿瘤：占位性病变，如早期胃癌、进展期胃癌、早期食管癌、进展期食管癌。早期胃癌在食道下可以进行内镜下的黏膜剥离术，如果是进展期胃癌，要检查是否能进行外科手术，或者仅进行姑息治疗。

2. 食管疾病的主要症状

（1）吞咽困难：患者在吞咽食物时会有异物感、堵塞感、瘙痒感或疼痛感，吃具有刺激性的食物时疼痛的感觉会更加明显，病情严重时还会造成食入即吐。吞咽困难伴呃逆者常提示食管下段疾病如贲门癌、贲门失弛缓症、膈疝等；伴呕血多见于食管癌、肉芽肿性病变、反流性食管炎或食管溃疡等；伴吞咽疼痛多见于口咽部炎症或溃疡、食管炎症或溃疡、贲门失弛缓症等；伴单侧性哮鸣音常提示有纵隔肿瘤压迫食管或压迫一侧主支气管可能。

另外，器质性疾病所致的吞咽困难必须与假性吞咽困难相区别，后者并无食管梗阻的基础病变，患者仅诉咽部、胸骨后有团块样堵塞感，但往往不能明确指出具体部位，且进食流质或固体食物均无困难，这类患者常伴有神经官能症的其他症状。

（2）烧心：烧心指胸骨后向颈部放射的烧灼样感觉，伴有反酸、胸痛等，通常由胃酸刺激造成，常见于反流性食管炎。由于胃内是偏酸的环境，pH值为1.5～3.5，所以胃内容物进入食管之后可引起烧心的感觉。

（3）出血：主要的症状是呕血和黑便，如果出血量少，不会有明显的全身症状，出血量多会导致贫血。出血位置也会让患者表现有所差异。如果是上消化道（食道、胃、十二指肠）出血，患者可能表现为呕血和黑便，呕吐出鲜红色的血、咖啡色的陈旧血，或是解沥青般深色的粪便，这些都是上消化道出血的特征。常见导致上消化道出血的疾病有：胃食管反流性疾病；食管静脉曲张，常由肝硬化、门脉高压所致；食道自发破裂，腹压过大，如严重呕吐、生小孩、剧烈咳嗽可诱发；食管癌。

（4）营养不良：由于患者吞咽食物困难，胃口差，长期会导致营养不良，表现为四肢乏力、身体消瘦。

三、哪些食管疾病可以进行内镜下治疗？

（1）功能性疾病：如贲门失弛缓症、胃食管反流病。对于贲门失弛缓症，有内镜下气囊扩张、内镜下肉毒杆菌毒素注射、内镜下金属支架置入术、经口内镜下肌切开术、贲门肌层切开术等多种治疗方式。对于胃食管反流病，也有内镜下注射治疗、内镜下热能射频治疗、内镜下胃腔内缝合或折叠治疗等多种治疗方法。

（2）炎症性疾病：如Barrett食管，对于低级别上皮内瘤变的Barrett食管，可以通过内镜下切除或内镜下消融进行治疗，对于高级别上皮内瘤变的Barrett食管，建议进行超声内镜检查评估病变浸润程度以及有无淋巴结转移，同时予以内镜下根治治疗。

（3）良性肿瘤增生性疾病：如食管平滑肌瘤、脂肪瘤、息肉性病变，都可以在内镜下切除病变。

（4）恶性肿瘤：如早期食管癌、进展期食管癌。对于早期食管癌可以通过内镜下黏膜切除术、多环套扎黏膜切除术、内镜下黏膜剥离术等多种方法切除病变，而对于无法外科手术的晚期食管癌则可以通过内镜解除梗阻来改善患者的症状。

四、早期食管癌内镜下治疗的选择有哪些?

早期的食管癌症状一般较轻，患者常表现为胸骨后不适、烧心或疼痛，当食物通过食管时局部有异物感或摩擦感，吞咽食物缓慢，有轻微梗阻感，通常持续时间较短，常常反复出现，也可能无症状。早期的食管癌在内镜下切除常可达到根治的效果，常有内镜下黏膜切除术、多环套扎黏膜切除术、内镜下黏膜剥离术等治疗选择。

（1）内镜下黏膜切除术（Endoscopic mucosal resection, EMR）：在内镜下将病灶整块或分块切除，是由内镜息肉切除术和内镜下黏膜注射术发展而来的一项内镜技术。内镜下黏膜切除术的目的是切除部分黏膜，深度可达黏膜下层组织，因而可起到治疗黏膜病变的作用。适用于：①获取组织标本，用于常规病理活检未能明确病理诊断的消化道病变。②切除消化道扁平息肉（<2cm），用于早期癌和部分来源于黏膜肌层和黏膜下层的肿瘤。③理论上讲没有淋巴结转移、浸润程度比较浅时，采用内镜技术可以安全完整地切除消化道局部病变。

（2）多环套扎黏膜切除术（Multi-band mucosectomy,

MBM）：使用改良食管曲张静脉套扎器进行多块黏膜切除，具有切除率高和方便安全的特点。

（3）内镜下黏膜剥离术（Endoscopic submucosal dissection，ESD）：是近年来出现的一项新的治疗手段，也是临床应用前景很好的一项技术，20世纪90年代末日本首创并应用于临床。进行黏膜下注射后分离黏膜下层与固有肌层，将病变黏膜及黏膜下层完整剥离。适用于早期食管癌、早期胃癌、间质瘤及结肠早期肿瘤的诊断和治疗。对于下列情况禁用：①严重心肺疾病、休克、昏迷、上消化道急性穿孔、神志不清、严重或急性咽喉疾病、食管及胃的重度急性炎症、主动脉瘤以及严重颈、胸椎畸形者。②内镜下病变有明确黏膜下浸润征象者。③病变范围广泛者。④凝血功能障碍、血液病、口服抗凝或抗血小板药物者。

五、食管癌的症状包括什么？

早期食管癌的症状大多不典型，甚至有可能没有症状。对于中晚期食管癌患者来说，典型的症状为进行性吞咽困难，这也是大多数食管癌患者就诊的主要原因。进行性吞咽困难指患者吞咽困难症状是逐渐加重的，呈进行性的发展趋势。在疾病发病的最初阶段，进食固体食物时患者会有轻微的哽噎感，感觉像有一团东西堵住，吞咽不是很顺畅，但吞咽流质或半流质食物还是很容易的。而随着病情的进展，患者吞咽困难的症状会变得越来越严重，最后只能进食流质食物，甚至可能滴水不进。这是由肿瘤突入管腔或肿瘤周围组织炎症水肿致食管管腔狭窄导致的。

中晚期食管癌患者的临床症状还包括食物反流，在没有恶心、干呕和不用力的情况下，胃的内容物反流入口腔或咽部。这是由于食管癌的浸润和炎症的发生反射性地引起食管腺和唾液腺分泌黏液增加，当肿瘤增生造成食管阻塞时，黏液就会积存于食管内引起反流。

除此之外，中晚期食管癌患者还可能出现咽下疼痛，这是由食管糜烂、溃疡或近段食管炎导致，往往在进食热的食物或者酸性食物后比较明显，可涉及颈部、肩胛、前胸和后背等部位。

六、与食管癌相关的危险因素有哪些？

与食管癌相关的危险因素有六大类，分别是遗传因素、营养因素、慢性疾病、生活饮食习惯、亚硝胺类化合物和真菌霉素、人类乳头瘤病毒（HPV）感染。

（1）遗传因素：食管癌的发病常表现出家族倾向，在食管癌高发地区往往可以见到明显的家族聚集现象，有时甚至可以见到连续三代或三代以上出现食管癌患者的家族。分子生物学研究显示，潮汕食管癌高危人群和河南食管癌高危人群有着密切的血缘关系。

（2）营养因素：缺乏维生素（维生素A、维生素B_2、维生素C、维生素E、叶酸等）、锌、硒、钼等营养素有可能导致食管癌的发病率升高。

（3）慢性疾病：胃食管反流病、腐蚀性食管灼伤和狭窄、贲门失弛缓症等引起的炎症会增大患食管癌的风险。其中贲门失弛缓症患者患食管癌的风险是正常人的16～33倍。

（4）生活饮食习惯：不良的生活饮食习惯也与食管癌的发生密切相关，如长期饮酒，酒精可以促进致癌物进入食管，使食管癌的发病率升高；长期吸烟，吸烟量、持续吸烟时间也与食管癌的发生有关；长期食用过热、过硬及粗糙的饮食，刺激和损伤食管黏膜；咀嚼槟榔。

（5）亚硝胺类化合物和真菌霉素：有研究显示，食物和饮水中的亚硝胺含量越高，当地食管癌和食管上皮重度增生的发病率越高。食用霉变食物也会增大患食管癌的风险，霉变食物中的黄曲霉菌、镰刀菌等真菌不仅能将硝酸盐还原为亚硝酸盐，而且能促进亚硝胺等致癌物质的合成，常与亚硝胺协同致癌。

（6）HPV感染：HPV感染者患食管鳞癌的风险与正常人群相比较升高近3倍。

七、食物反流、烧心症状与什么疾病有关？

在日常生活中，当我们吃了太多东西的时候可能会在某些情况下出现食物的反流，这是正常现象。但是如果我们在没有进食的情况下也频繁出现食物反流，甚至有烧心的感觉，那可要提高警惕了，这可能是我们的食管出现病变的信号，一定要及时前往医院检查。那么，食物反流、烧心症状到底和哪些疾病相关呢？

当我们持续出现了食物反流、烧心症状时，首先考虑胃食管反流病，因为胃食管反流病的典型症状为胃、十二指肠内容物的反流以及反流引起的烧心现象，特别是当我们在没有吃东西的情况下依然可有食物反流和烧心现象存在。如果症状明显，我们可以前往医院进行质子泵抑制剂（PPI）试验性治疗和胃镜检查，如果在定期服用PPI后症状出现了缓解，或者在胃镜检查下发现了食管的问题，那么基本可以确定所患疾病为胃食管反流病。

除了胃食管反流病，部分食管癌患者也会出现食物反流和烧心的症状。与胃食管反流病不同，食管癌患者的反流物中除了胃、十二指肠内容物，还会有黏液、血迹，甚至一些溃烂的组织。医生可以从反流物的不同特点对胃食管反流病和食管癌进行区分。

八、吞咽困难与什么疾病有关？

吞咽指我们咀嚼食物后将食物从口腔，经咽喉部、食管一直推动到胃的过程。因此当我们出现了吞咽困难时，主要考虑咽喉部和食管的病变。

食管是完成吞咽动作的重要结构，当食管出现病变时，就极有可能导致吞咽困难。这些病变主要有：①食管炎，包括非特异性食管炎、消化性食管炎等。②食管肿瘤，不论是食管良性肿瘤还是食管恶性肿瘤，都会导致吞咽困难。③先天性的食管病变，如食管蹼、先天性食管闭锁、先天性食管狭窄等。

如果食管没有出现病变，但是由于食管周围的组织出现病变，压迫到了食管，也会引起吞咽困难的现象。常见的病变有纵隔疾病、心血管疾病和甲状腺肿大等。

由于可以造成吞咽困难的因素和疾病过多，因此当我们出现吞咽困难时，还需要前往医院，让医生根据具体的情况做出诊断。

九、什么是慢性非萎缩性胃炎？

慢性非萎缩性胃炎既往也称慢性浅表性胃炎，是慢性胃炎的一种类型，是由一些致病因素造成的胃黏膜慢性炎症，不伴有胃黏膜萎缩，可能会伴有糜烂。

临床上大多数慢性非萎缩性胃炎的患者没有任何症状，主要靠胃镜检查和病理活检来诊断。部分患者会出现中上腹部不适、容易吃饱感到腹胀、有钝痛或烧心的感觉，也会出现食欲缺乏、反酸、恶心等消化不良的症状。

对于慢性非萎缩性胃炎患者，应根据病因，进行个体化治疗。目的是去除病因，改善患者的生活质量，延缓非萎缩性胃炎发展，避免萎缩性胃炎及胃癌的发生。大多数慢性非萎缩性胃炎患者通过积极治疗可以好转或痊愈，尤其是根除了幽门螺杆菌的患者。

我们应该通过遵循健康的饮食习惯和生活方式来避免慢性非萎缩性胃炎的发生。避免吸烟、酗酒等不良生活方式，避免长期大量服用引起胃黏膜损伤的药物（比如NSAIDs）。同时，对幽门螺杆菌的传染源、易感染人群及传播途径采取防护措施，预防幽门螺杆菌感染是避免慢性非萎缩性胃炎发生最有效和经济的手段。

十、慢性非萎缩性胃炎和慢性萎缩性胃炎有什么区别？

慢性非萎缩性胃炎和慢性萎缩性胃炎都属于慢性胃炎。慢性非萎缩性胃炎指在致病因素作用下胃黏膜发生的一些不伴有胃黏膜萎缩的疾病。而慢性萎缩性胃炎患者的胃黏膜会发生一定程度的萎缩。

慢性非萎缩性胃炎包括慢性浅表性胃炎、糜烂性胃炎等，慢性浅表性胃炎在一定的致病因素作用下会转变成慢性萎缩性胃炎。而慢性萎缩性胃炎被认为是胃癌最常见的癌前疾病，可能会伴有严重的肠化及增生，甚至演变为胃癌。可以看出，慢性非萎缩性胃炎相比慢性萎缩性胃炎，发生胃癌的危险性更小。

在胃镜下，慢性非萎缩性胃炎可以看到胃黏膜充血水肿，黏膜肿胀变粗，可能伴有轻微的糜烂；而慢性萎缩性胃炎可以明显地看到胃黏膜上皮和腺体的萎缩，胃黏膜变薄。

幽门螺杆菌是上述两种疾病的共同病因，因此预防与早期根除幽门螺杆菌可以延缓慢性非萎缩性胃炎、慢性萎缩性胃炎的发生和发展。

十一、幽门螺杆菌感染后的常规治疗方式是什么？

幽门螺杆菌从口腔进入胃，一部分会直接被胃酸杀灭，剩下的则会附着于胃下部分的胃窦区。依靠着它们的鞭毛，幽门螺杆菌会穿过最上面的黏液层，定居在黏液层和上皮细胞表面，而不向下继续入侵胃腺和固有层，这样可以使幽门螺杆菌避免被胃酸杀灭，也可以避免其被机体的免疫系统清除。

既然幽门螺杆菌藏得这么好，我们该怎么治疗幽门螺杆菌呢？

目前，克拉霉素、阿莫西林、甲硝唑、替硝唑、喹诺酮类、呋喃唑酮、四环素等抗生素都具有杀灭和抑制幽门螺杆菌的作用。但是这些抗生素在胃的酸性环境下不能发挥它们的抗菌作用。所以我们需要用PPI抑制胃酸后，才能使抗生素发挥杀菌作用。常见的PPI有埃索美拉唑、奥美拉唑、兰索拉唑、泮托拉唑、雷贝拉唑、艾普拉唑等。

现在倡导的联合方案为含有铋剂的四联方案，即1种PPI+2种抗生素+1种铋剂，疗程为10~14天。铋剂是一种黏膜保护剂，它在酸性环境下会产生沉淀，形成一个保护膜覆盖在溃疡面上，促进溃疡黏膜再生和愈合。但是由于全国各地抗生素的耐药情况不同，具体的联合方案应该视当地的耐药情况而定。治疗后所有患者应该常规进行幽门螺杆菌复查。

十二、哪些人群需要进行胃镜筛查？

由于胃镜检查可以直观地看到上消化道的生理和病理情况，因此胃镜检查是对上消化道出现病变的患者最常见的诊断方法。以下四类症状患者应该进行胃镜检查：①有腹痛、腹胀、胃酸反流和食量减少等症状且未查明原因的患者。②胸骨后有疼痛感或烧灼感，但是经心内科检查无异常情况的患者。③吞咽有困难，并且进食时有梗阻感或经常呕吐的患者。④上消化道进行过内镜微创手术或外科手术的患者。

十三、哪些疾病可以通过胃镜微创治疗？

（1）胃、十二指肠息肉：主要分为肿瘤性、增生性、炎症性及错构瘤性四大类。临床最常见的属增生性息肉。若患者未得到及时、有效的救治，患癌的概率将会增加。

（2）食管、胃、十二指肠黏膜下肿瘤（如平滑肌瘤、间质瘤、脂肪瘤、异位胰腺等）：如发源于黏膜下层，可先在黏膜下注射一定剂量的肾上腺素生理盐水再行圈套切除；如起源于固有肌层，常需要采用胃镜下黏膜剥离或肿瘤挖除术。

（3）癌前病变：高级别上皮内瘤变（不典型增生或异型增

生）、扁平隆起型腺瘤等。

（4）食管、胃、肠道早期癌。

十四、早期胃癌有哪些胃镜微创治疗方式？

（1）内镜下黏膜切除术（EMR）：指在内镜下将病变黏膜完整切除的手术，是一种结合内镜下息肉切除和内镜下黏膜注射的手术，属于择期诊断性或根治性手术。该手术旨在通过大块切除部分黏膜（深度可达黏膜下组织）诊治黏膜病变。

1）适应证：①消化道的黏膜病变常规病理活检后未确诊者。②有消化道扁平息肉、部分源于黏膜下层和黏膜肌层的肿瘤及癌前病变、早期癌患者。

2）禁忌证：①严重心肺疾病、休克、昏迷、上消化道急性穿孔、神志不清、严重或急性咽喉疾病、食管及胃的重度急性炎症、主动脉瘤及严重颈、胸椎畸形者。②内镜下病变有明确黏膜下浸润征象者。③病变范围过大者。④凝血功能障碍、血液病、口服抗凝或抗血小板药物者。

（2）内镜下黏膜剥离术（ESD）：指在内镜下将病变黏膜从黏膜下层完整剥离的微创技术，20世纪90年代末日本首创并应用于临床，是一种择期诊断性手术或根治性手术。ESD的主要目的是对早期消化道肿瘤进行诊断和治疗，可一次性完整切除一定面积表浅的病变，但技术要求高，难度大。

1）适应证：适用于早期食管癌、早期胃癌、间质瘤及结肠早期肿瘤的诊断和治疗。

2）禁忌证：参考EMR。

（3）内镜下黏膜挖除术（ESE）：ESE是在ESD基础上发展

起来的，主要用于不超过3cm、向消化道腔内生长为主的良性或低度恶性黏膜下肿瘤（如间质瘤、类癌、平滑肌瘤等）。通过内镜切开瘤体表面黏膜，分离并挖除瘤体，也可以用消化道全层切除的方法切除瘤体，切口再通过内镜下缝合。

1）适应证：消化道肿瘤，尤其是早期癌和黏膜下肿瘤。

2）禁忌证：①严重心肺疾病。②休克、昏迷、癫痫发作等危险状态。③严重或急性咽喉疾病、食管及胃的重度急性炎症、主动脉瘤及严重颈、胸椎畸形者。

（4）经口内镜食管下括约肌切开术（POEM）：指通过经口腔的内镜，在食管黏膜层与固有肌层之间建立一条隧道，通过该隧道对食管下括约肌进行切开以治疗贲门失弛缓症的手术。

（5）内镜下乳头括约肌切开术（EST）：EST是在内镜下逆行胰胆管造影术（ERCP）的基础上进一步发展起来的、于内镜下利用高频电切开刀将十二指肠乳头括约肌及胆总管末端部分切开的一种手术。

适应证：胆管结石、化脓性胆管炎、胆道蛔虫、胰胆管狭窄、乳头狭窄。

十五、胃镜检查的注意事项有哪些？

虽然胃镜检查是上消化道最常见和有效的检查，但是在做胃镜检查时仍然有很多细节需要注意。

（1）在进行胃镜检查时，如果医生取了患者的消化道部分组织进行病理活检，请患者在三天内尽量食用温度30℃～40℃的半流质食物，避免较热、较硬食物对胃黏膜造成损伤。

（2）在检查结束后的短时间内，由于麻醉作用尚未完全消除，患者喉部可能会有异物感，且多半会引发咳痰反射，若出现此类情况，请不要用力咳嗽，否则可能会损伤咽喉部的黏膜。在此期间也不要进水、进食，以免发生呛咳或误吸。

（3）在胃镜检查中为了更清晰直观地观察胃部情况，医生在检查时可能会向消化道注入有色液体或气体。有色液体在检查后可随尿液或粪便排出体外，此时的尿液或粪便会有着色情况；而气体则会使个别患者产生腹痛、腹胀的症状。上述两种症状都可在短时间内消失，患者无须紧张。

十六、无痛胃镜的优势包括哪些？

首先，麻醉状态有助于避免患者因紧张、焦虑而不配合治疗或由于难以忍受而中断检查，可以大大提高患者的依从性与患者对检查的耐受性，削弱紧张、焦虑等负面情绪对胃镜检查的影响，帮助患者配合医生完成检查。因为在无痛胃镜的检查过程中患者处于麻醉状态，胃肠蠕动减少，因此医生可以进行更加细微的观察以发现病变，大大提高了诊断的敏感性与准确性，避免了常规胃镜检查中患者难以忍受而不自觉躁动所引起的机械性损伤。

其次，无痛胃镜的检查过程安静，患者不会有痛苦感，不会留下与检查过程有关的记忆，因此，检查不会给患者留下精神创伤。

同时，医生可以在无痛胃镜下对一些疾病（如消化道出血、溃疡、息肉等）进行微创治疗。微创治疗对患者生理环境的影响不会很大，极大限度地避免了治疗对患者正常生活的影响。

最后，无痛胃镜检查迅速且精准。如果不计算检查前必须进行的准备措施所耗费的时间，一次无痛胃镜检查从开始到结束仅仅需要花费几分钟而已。

十七、胆汁反流性胃炎有哪些临床表现？

首先表现为腹胀，腹部有较强的饱胀感，中上腹持续发热，有灼烧感。

其次也可表现为胸骨后痛，且这种疼痛感可能在餐后加重，服用碱性药物也无法缓解，甚至还会加重疼痛。

另外还会存在胃灼热、胃出血、呕吐等症状。胃灼热主要指胃部有灼烧感，严重的患者甚至会感到食管内也有灼烧感，并且胃灼热常常伴有嗳气、反酸、恶心、呕吐、肠鸣、排便不畅、食欲减退，以及身体消瘦、体重明显下降等现象。胃出血主要发生在比较严重的胆汁反流性胃炎患者身上，但表现因人而异，部分患者表现为柏油样便（粪便呈黑色，一般没有粪臭但是有血腥味，表面有光泽，带有黏性），部分患者表现为呕血。由于胃排空障碍，胆汁反流性胃炎患者一般会在晚间或半夜发生呕吐，有些患者的呕吐物中还会带血。

十八、胃、十二指肠溃疡有哪些临床表现？

主要的临床表现为疼痛。胃溃疡的疼痛部位主要在中上腹、剑突下及剑突下偏左侧，而十二指肠溃疡的疼痛部位主要在中上腹、脐上方及脐上方偏右侧。两者的疼痛均有长期性、周期性和节律性等特点。所谓长期性，就是指溃疡疼痛具有长期反复发作的特点，持续时间为6～7年。周期性则是指疼痛可持续几天、几周甚至更久，随后会有一段缓解期，且疼痛多发于春、秋季节。而溃疡疼痛与饮食的节律有较为明显的相关性，如胃溃疡疼痛多发于餐后1小时内，而十二指肠溃疡疼痛常发生在两餐之间。胃、十二指肠溃疡的疼痛多为钝痛、灼痛或胀痛，一般疼痛感较轻，患者较容易忍受，但如果产生了持续性的剧烈疼痛，患者需注意自身是否发生了溃疡穿孔。

除了疼痛，胃、十二指肠溃疡患者还会有其他症状。部分胃溃疡患者会有恶心、呕吐、反酸、腹泻等症状，有的患者还会患有出血、穿孔等并发症。十二指肠溃疡患者会出现反酸、泛口水、烧心、肠易激综合征等症状，还会因进食后溃疡疼痛复发而畏食，因此体重会减轻。

十九、胃、十二指肠溃疡的治疗原则是什么？

胃溃疡的治疗手段分为药物治疗与手术治疗。进行药物治疗时通常选择能够抑制胃酸分泌的药物（如H_2受体拮抗剂、奥美拉唑等）、能够保护胃黏膜的药物（如硫糖铝、甘珀酸等）或能够彻底根除幽门螺杆菌的药物。但如果胃溃疡过于严重导致了上消化道出血，患者则应立即前往医院就诊并进行手术治疗。

同样，十二指肠溃疡的治疗手段也分为药物治疗和手术治疗。药物治疗的目的多为控制溃疡症状、促进溃疡的愈合、预防病症复发以及避免并发症。常用的药物分为四类：①抑制胃酸分泌的药物。②保护黏膜的药物。③促胃肠动力的药物。④根除幽门螺杆菌的药物。一旦患者出现并发症（如十二指肠穿孔、出血、梗阻），应立即前往医院进行手术治疗。

二十、胆囊结石有哪些临床症状?

临床上,20%～40%的胆囊结石患者没有明显的临床症状,他们体内的结石通常只会在体检或手术中发现,这类结石被称为静止性或无症状性结石。而能够引起相关症状的结石多是因为发生卡顿,导致胆囊管堵塞或引起胆囊炎,从而使患者出现右上腹疼痛、消化不良甚至胆囊肿大的症状。其中,胆绞痛是常见的临床表现之一,患者常在餐后15～30分钟内感到右上腹、右肩及右背有持续性的疼痛。有时,疼痛会持续3～4小时,并伴有恶心和呕吐的症状。除疼痛以外,大多数患者会在进食后,特别是摄入大量脂肪类食物后,出现腹胀、打饱嗝的症状。但要注意的是,这一症状并不仅仅只由胆囊结石引起,要注意是否有其他消化道疾病存在。当胆囊结石长期卡顿并引起感染时,患者的胆囊会逐渐变大,有时可在体表触及。这是由于胆汁中的胆色素被胆囊黏膜吸收,同时黏膜又分泌出黏液性物质而与胆汁混合形成透明无色的胆囊积液,致使胆囊不断胀大。医生可在检查时观察到相应的白胆汁。

二十一、胆囊结石的治疗原则是什么?

临床上,治疗胆囊结石的首选方法是通过手术将胆囊全部切除,适用于有症状或有并发症的胆囊结石患者。而对于无症状的胆囊结石,患者可以观察或定期随诊,不一定立即切除胆囊。目前,患者需要进行胆囊切除的指标有:①胆囊结石直径≥2cm。②胆囊壁出现增厚。③胆囊壁发生钙化。④伴有胆囊息肉。⑤患者有糖尿病,可增加脓毒血症的发病风险,故应在糖尿病得到控制时及时切除胆囊。⑥年龄较大或有心肺功能障碍的患者应避免因急性并发症而被迫施行急诊手术，降低手术风险。⑦与其他类型的上腹部手术同时进行。

胆囊切除的手术方式有开腹手术和腹腔镜胆囊切除术两种，后者属于微创手术，具有创伤小、恢复快、遗留瘢痕小等优点，已在临床上得到了广泛的应用。同时，随着医疗技术的发展，医生还可以利用内镜在不切除胆囊的前提下将结石取出。但采取此方法的前提是患者的胆囊功能正常，否则就没有保留胆囊的必要了。另外，临床上也有一些非手术的治疗方法，常见的包括体外震波碎石、口服溶石、灌注溶石及中药排石等，但这些方法的疗效较差，可能无法将结石完全溶解或排尽。

二十二、腹腔镜胆囊切除术的适应证是什么？

腹腔镜胆囊切除术的适应证包括：①有症状的胆囊结石或慢性胆囊炎，经常（尤其是餐后）出现右上腹疼痛、腹胀、腹泻或烧心等症状。②胆囊结石直径＞3cm，即使没有症状也应积极治疗。③充满型胆囊结石，即胆囊几乎被结石完全占据。④有症状、有指征的胆囊隆起性病变，如胆囊息肉等。

二十三、ERCP的适应证是什么？

ERCP多在临床影像学检查，如腹部超声检查、磁共振胰胆管成像检查后，根据可疑的病变协助诊治。一般来说，凡是患有或疑似有胰胆疾病的患者均可以在医生的建议下接受ERCP诊治。ERCP的适应证包括：①胆道系统结石、肿瘤及胆道狭窄。

②梗阻性黄疸。③胰腺疾病，如慢性胰腺炎、胰腺囊肿、胰腺肿瘤等。④十二指肠乳头功能障碍、肿瘤等。

二十四、小肠疾病的检查方式包括哪些？

我们将小肠疾病的检查方式分为一般性检查和特殊检查来介绍。

（1）一般性检查：一般性检查包括血常规及血液生化检查、影像学检查等。应注意血常规和血液生化检查的区别，血常规针对的是血液中各种血细胞的数量、形态等，而血液生化检查针对的是血液中蛋白质、脂质、激素等物质的含量。腹部CT和磁共振成像检查可以发现腹部较大的病变。

（2）特殊检查：特殊检查相比一般性检查在诊断小肠疾病方面更加有针对性。特殊检查包括小肠钡剂造影、血管造影检查、胶囊内镜、放射性核素显像等。

小肠钡剂造影通过将高密度的试剂平铺在肠黏膜表面来勾画黏膜轮廓，主要用于诊断肠黏膜的占位性病变，如肠黏膜隆起或肿块，但这一技术的诊断阳性率较低且不能诊断黏膜下的血管病变，在原有技术基础上进一步改进的小肠气钡双重造影则提高了这一技术的诊断阳性率。

血管造影检查指将显影剂注入患者的血管，X光不能穿过显影剂，在除去骨骼和软组织的影像后，便得到血管的影像。目前应用较多的显影剂为含碘试剂，有碘禁忌证的患者禁用。一些患者在注射显影剂后可能出现过敏反应，因此，这项技术在整个操作过程中都应有医护人员的陪同。

胶囊内镜打破了传统管状消化内镜的形象，为小肠疾病的检查带来了一次技术革新。患者吞服胶囊内镜，数据记录仪记录小肠内部的影像，随后胶囊内镜被自然排出，经医生确认胶囊内镜被排出后患者就可以离开医院。因此，胶囊内镜安全无创，但整个检查过程花费的时间略长，需要8～10小时，并且不能进行内镜下的治疗。

放射性核素显像同样具备无创的优点，放射性药物被注入肠道内，一般而言，病变处的组织和正常组织摄取核素的速度不同，利用这种差异可以将病变组织同正常组织区别开来，这种技术主要用来定位小肠出血处。一些患者看到放射性三个字可能会有所顾虑，事实上，这项检查对身体并不会造成伤害。

二十五、结直肠息肉患者应该如何随访？

结直肠息肉最让人头疼的一点就是即使做到早发现和早治疗，依然还是难以一劳永逸，不少患者仍有息肉复发的可能。因此，结直肠息肉的治疗和预防绝不是一朝一夕的事情，而是需要长期的努力。这时候随访的重要性便得到凸显，专业的医护人员应与正在住院或经过医生诊治后的结直肠息肉患者保持规律的联系，定期了解患者的状况，给予患者科学的指导，从而帮助患者更好地预防和复查结直肠息肉，我们把这一过程叫作随访。

随访效果的好坏取决于随访时间间隔是否恰当以及随访过程能否取得患者的积极配合，随访时间间隔取决于经结直肠息肉或腺瘤切除术后的初次结肠镜检查情况以及病变切除的完整性。不同种类的结直肠息肉有着不同的随访时间间隔，对此国内外不同指南的推荐意见略有差异，以下是《中国早期结直肠癌筛查及诊治指南（2014年，北京）》给出的建议。

初次结肠镜检查结果如果是无息肉，则随访时间间隔为3～5年；如果是直径＜10mm的直肠、乙状结肠增生性小息肉，则为2～3年；如果是1～2个直径＜10mm的管状腺瘤，则为1～3年；如果是3～10个管状腺瘤，或1个以上（含1个）直径＞10mm的管状腺瘤，或1个以上（含1个）绒毛状腺瘤，或腺瘤伴高级别上皮瘤变，则为1～2年；如果是锯齿状息肉病综合征或10个以上腺瘤，则为1年。

需要特别注意的是，上述的推荐意见都是在术后初次结肠镜检查到位且病变切除完整的前提下给出的。如果初次结肠镜检查质量较低，比如出现了结肠镜没有抵达回肠和盲肠交界处等情况，或是切除时的出血造成难以避免的息肉切除不完整，医护人员应根据需要适当地缩短随访的时间间隔。

二十六、结直肠息肉的内镜下治疗方式有哪些？

通俗来说，结直肠息肉的内镜下治疗指在内镜观察的同时切除结直肠息肉。常见的治疗方式有五种：活检钳息肉切除术、圈套器息肉切除术、内镜下黏膜切除术（EMR）、内镜下黏膜剥离术（ESD）和氩离子凝固术（APC）。不同治疗方式适用于不同息肉。

活检钳息肉切除术适用于切除非常小的息肉，包括冷活检钳息肉切除术和热活检钳息肉切除术，虽然有时用前者并不能完整地切除息肉，但因其原理简单又容易操作，而且避免了灼伤患者的肠道黏膜，相较之下利大于弊，因此冷活检钳息肉切除术更常用。

同活检钳息肉切除术类似，圈套器息肉切除术也有冷圈套器息肉切除术和热圈套器息肉切除术两种，区别在于过程中是否使用了高频电流，两种圈套器切除术各有优缺点，冷圈套器切除术适用于切除小息肉且并发症少，如果小息肉不能用冷圈套器切除术根除或即使用了也有并发症，此时应采用热圈套器息肉切除术。

EMR和ESD原理很相似，都是通过除去病变部位的黏膜来除掉息肉。不同的是，在实施EMR之前，会在黏膜下层注射缓冲液，使得黏膜能够和底层组织分离，就像黏膜"漂浮"起来一样。而ESD操作难度更高且可能有并发症，适合较大病变的整块切除，特别是结直肠息肉患者的ESD最好要在高水平、有资质的内镜中心执行。

APC很特别，这种技术在应用时并没有直接接触息肉，所以不容易出现肠黏膜的穿孔和并发症，安全且高效。现在的技术能够做到将电离的氩离子自动导向需要治疗的组织表面，对病变组织发挥凝固作用，比较适合扁平的息肉，临床上也可以将其与其他治疗方式联合，切除无蒂或粗蒂大息肉。

二十七、早期结直肠癌的常见内镜下治疗方式有哪些？

一般有三种治疗方式：用电烫、用环套、用小刀割，相应的专业名词分别是高频电凝切除术、内镜下黏膜切除术和内镜下黏膜剥离术。

高频电凝切除术是较为常用的内镜下微创治疗方式，线圈上的高频电流产生的高热会将被套住的病变组织烫烧切断。内镜下黏膜切除术指用圈套器、透明帽或套扎器圈住病变部位后切除。

内镜下黏膜剥离术是用针式刀开口的切除法，如果有出血的情况则采取热电凝止血。三种方式各有不同，对于不同特点的早期结直肠癌，医生应采取最适宜的方式进行处理。

二十八、结肠镜检查前的准备包括哪些内容？

为了让医生能够对肠道内情况准确判断，避免漏诊和误诊，患者在进行结肠镜检查前要有心理准备、身体准备和材料准备。

（1）结肠镜检查时间较长，会使患者有腹痛、腹胀的感觉。极少数人会出现出血、穿孔的并发症，但这项检查现在已经很成熟并且很普遍了，并且大多数人会选择无痛检查，所以需要做结肠镜的患者不用害怕。

（2）身体准备主要指肠道准备。①进入肠道的食物：检查前两天吃的食物需要尽量不带渣，检查前一天不能吃固体食物而该吃流食。上午检查的患者早上不能进食，下午检查的患者当天8时后不能进食，选择无痛检查的患者需要在检查前禁食、禁饮4~6小时。②排出肠道内残留物：患者常需要口服甘露醇或聚乙二醇电解质溶液。除此之外，便秘患者还需要根据情况适当延长禁食时间。粪便为清水状表示可以接受检查。

另外，接受检查前还包括一些具体准备：①放松身体、正常呼吸。②左侧卧位、褪下裤子、两腿屈曲。人造肛门的患者要充分暴露造口，采取仰卧或右侧卧位。③肛门周围涂抹润滑剂以减少不适。

（3）材料准备指准备过往就诊材料如病历、化验单、检查报告等，在充分理解结肠镜检查的相关情况及可能出现的并发症的情况下，签署知情同意书。

二十九、结直肠癌的常见临床表现有哪些？

结肠是消化道中粪便形成的部位，结直肠癌最早的症状包括排便频率改变、粪便性状改变、腹痛等。病程发展到一定阶段可出现贫血、肝大、黄疸和体重下降等。

患病部位的不同也会导致症状不同，右半结肠癌经常会出现腹痛且多数为右腹或右上腹的钝痛，这是肿瘤扩散导致的。直肠癌在指检时会有明显的肿块，医生的手指套上会有带血的黏液，晚期的直肠癌患者在腹部就能直接摸到肿块。

三十、结直肠癌的综合治疗方案有哪些？

早期筛查和发现的结直肠癌一般用结肠镜就可以处理，一般可以根除。但大部分患者被确诊时已经发展到了中晚期，这时主要以外科手术切除肿瘤为治疗方法，手术前后以放化疗作为辅助治疗方法，不同的分期、身体状况和疾病具体发展情况都会有不同的治疗方案。